アドバンスシリーズ
コミュニケーション障害の臨床
4

運動性構音障害

日本聴能言語士協会講習会実行委員会［編集］

協同医書出版社

刊行によせて

　我が国で言語障害児・者の問題が社会的，教育的に注目され援助への取り組みが広く行われるようになったのは1950年代（昭和30年代）でした．当時はこの領域を専門職とする人材の養成制度はなく，さまざまの領域で基礎教育を受けた人たちが，数少ない専門書をひもとき，数少ない研究会や研修会に参加して知識を吸収し，数少ない先輩たちから臨床の実際を学び，個々人の力の範囲で言語障害児・者の治療的教育・訓練・指導に当たっていました．

　1975年（昭和50年），言語臨床家の基礎知識を共通の基盤にのせ，各個人の臨床技能，知識の充足および研究活動の発展と臨床家間の連携を図ることを目的として，日本聴能言語士協会が設立されました（初代会長は笹沼澄子国際医療福祉大学大学院教授，現会長は飯高京子上智大学・大学院言語障害研究コース教授）．日本聴能言語士協会が行った種々の活動の1つに会員向けの講習会活動があります．1983年（昭和58年）に講習会実行委員会を設置し，会員の言語障害に関する基礎的知識と言語障害の検査・評価・訓練・指導力の向上を図るための講義と演習を組み合わせた講習会活動を障害別に精力的に続けて来ました．言語発達遅滞，吃音，脳性麻痺，運動性構音障害，失語症，口蓋裂・構音障害，聴覚障害および領域を超えた幅広いテーマを扱う特別部会を加えた8部会が過去18年間に開催した講習会回数は70余回，受講者数は延べ6千3百人に及んでいます．講師には言語臨床の周辺領域で先進的な研究や臨床を実践され，われわれを支えて下さっている医学，歯学，心理学，音声学，言語学，社会福祉学，統計学等の領域の方々をお願いすると共に，言語障害治療学に関しては言語臨床を担当する先輩たちが講義を担当しました．この講習会を通じて，新たな理論と臨床方法が産み出され，多くの財産が蓄積されました．

　この度，これらの成果をさらに発展させてコミュニケーション障害学理論の新展開を図り，言語臨床家が，臨床的言語サービスを必要とされる方々のお役に立つ仕事をする拠り所として活用できるとともに，臨床への意欲と新たな発想を呼び起こして頂ける叢書としてまとめることに致しました．執筆者には，教科書的記述を避けて，従来の臨床では考慮されてこなかった斬新かつ実践的内容を，個人的見解を自由明確に出して頂くようお願いして書き下ろして頂きました．したがって，本書は言語障害治療学の入門書ではなく，読者は臨床経験数年以上の方を対象としています．各巻の冒頭に置くプロローグは，各障害の臨床方法の概観，現状の問題点，今後の方向性を中心に記述致しました．用語に関しましては，全巻を通してできる限り統一を図るように検討いたしました．ただ，言語臨床家を指す用語については，障

害の領域ごとに慣習的に用いられていて違和感のない呼び方があり，これに関してはあえて統一せず執筆者の使用した用語を尊重致しました．

　1997年，言語臨床家らの積年の念願でありました国家資格に関する法律が成立し，1999年には第1回目の国家試験が施行されました．この時期に協会が自らの手で会員の質を保証しようと地道に行ってきた学術的臨床的活動を基盤にさらに発展させて全7巻のシリーズとして出版できますことは望外の喜びであります．一人でも多くの臨床家が本書を手にされ，企画の意図を十分活かして下さることを願ってやみません．

　本書出版に際しましては，巻別の編集に関して，高須賀直人氏，國島喜久夫氏，田中倶子氏，山崎美智子氏，高橋　正氏，武内和弘氏，鷲尾純一氏にご協力を頂きました．全体の編集は講習会実行委員の高須賀直人氏，斎藤佐和子氏ならびに福田登美子が担当いたしました．

　出版業務に関しては協同医書出版社　稲垣　淳氏に多大のご尽力を頂きました．ここに厚くお礼を申し上げます．

2001年4月20日

日本聴能言語士協会講習会実行委員会委員長

福田登美子

目 次

プロローグ　病院における運動性構音障害について　　1
 1　はじめに……………………………………………………………………………　1
 2　当院における運動性構音障害者の概要……………………………………………　2
 3　運動性構音障害に対する訓練………………………………………………………　5
 4　まとめ………………………………………………………………………………　9

第1章　運動障害の神経学　　11
 1　はじめに……………………………………………………………………………　11
 2　運動系の障害………………………………………………………………………　12
 3　運動麻痺について…………………………………………………………………　15
 4　異常運動（不随意運動，筋緊張（トーヌス）異常）について………………　17
 5　運動失調（小脳症状，平衡運動障害）について………………………………　20
 6　感覚系の障害………………………………………………………………………　21
 7　脳機能障害と神経可塑性…………………………………………………………　24
 8　まとめ………………………………………………………………………………　26

第2章　運動性構音障害の評価　　29
 1　はじめに……………………………………………………………………………　29
 2　正常運動の特徴とその障害………………………………………………………　34
 3　呼吸機能の評価……………………………………………………………………　39
 4　発声の評価—喉頭のコントロール—……………………………………………　50
 5　構音の評価…………………………………………………………………………　58
 6　プロソディーの評価………………………………………………………………　76

第3章　運動性構音障害の治療——機能障害へのアプローチ　　85
 1　はじめに……………………………………………………………………………　85
 2　脳の可塑性…………………………………………………………………………　86

3	正常運動の要素とその障害	86
4	治療原則	90
5	治　療	91
6	症例報告	107
7	おわりに	112

第4章　神経疾患へのアプローチ　　115

1	神経疾患	115
2	検査・評価	126
3	訓練・指導	137
4	コミュニケーションの"場"の確保 ── 人生の質にかかわるケア ──	144

第5章　補助代替コミュニケーション─AAC　　151

1	はじめに	151
2	さまざまな補助代替コミュニケーション手段	151
3	AAC手段の選択と導入	161
4	症例検討Ⅰ：進行性運動性構音障害患者へのAACアプローチ	166
5	症例Ⅱ：非進行性運動性構音障害患者に対するAACアプローチ	169
6	おわりに	172

運動性構音障害　執筆者（執筆順）

山崎美智子（元・東京都立府中病院リハビリテーション科）

鈴木　恒彦（大阪発達総合療育センター）

椎名　英貴（森之宮病院リハビリテーション部）

長谷川和子（上伊那生協病院言語聴覚課）

玉井　直子（元・上智大学外国語学研究科言語聴覚研究コース）

木村　康子（元・第二岡本総合病院）

大澤富美子（元・横浜市総合リハビリテーションセンター）

プロローグ

病院における運動性構音障害について

● 山崎美智子

1. はじめに

　dysarthria は発声発語の実行過程にかかわる，神経・筋系の損傷を原因として発生する話しことばの障害の総称である．臨床では，日本語訳として，麻痺性構音障害，運動障害性構音障害，運動性構音障害あるいは単に構音障害などいくつかの用語が使用されてきた．また日本語のあいまいさを避けて，dysarthria のまま使われることも多く，統一されていない．

　この障害の背景には，発声発語に関与する筋や筋群の緊張の異常，協調性の異常，感覚の異常など神経生理学的障害があり，それらによって発声発語器官に運動の力・速さ・範囲・方向・タイミングなど運動学的障害がもたらされたものである．さらに実際の話しことばの障害は，発声・構音およびプロソディーの種々の変化であり，構音に限定されたものではない．しかし，構音の歪みが話しことばの主たる症状としてとらえられることも事実である．当巻では，用語の統一がされていない現状で，あいまいさがあることも認めた上で運動性構音障害の語を使用する．

　わが国の運動性構音障害に関する研究報告は決して多くなく，評価・訓練についても充分確立しているとはいえない．他の言語障害に比べても，言語聴覚士自身に若干以上の苦手意識が存在することが，その原因のひとつかもしれない．

　他の章（評価，訓練を含め）からの提案が，運動性構音障害の臨床および臨床研究の活性化への刺激となり，活発な議論が起こることを期待したい．

　本章では一総合病院での臨床の現状を報告する．

2. 当院における運動性構音障害者の概要

筆者が勤務しているのは総合病院のリハビリテーション科であるが，リハビリ病棟が開設されて10年になる．非常勤1名を含む4名の言語聴覚士が担当する対象疾患は，脳血管障害（以下CVD）が圧倒的に多い．また運動性構音障害に対してとくに強力に取り組んでいるわけではない，ごく一般的な総合病院といえよう．最近4年間に当院に来院して，医師から運動性構音障害の評価と訓練の依頼が出されたケースについて概要をまとめた．

2.1. 原因疾患について

運動性構音障害者の総件数は，男性107名（平均年齢58.7歳），女性46名（平均年齢63.8歳）で，男女差がかなりみられた．このなかで20歳未満のケースは3名．発症からの期間は平均4.4ヵ月である．また入院は127名（82%），外来は26名（18%）であった．入院患者のうち，退院後も外来で訓練が継続されたのは16名である．

原因疾患は表1のように，CVDが127名（83%）と圧倒的に多い．その他脳腫瘍，頭部外傷，進行性神経疾患などである．進行性神経疾患には筋萎縮性側索硬化症（ALS），オリーブ橋小脳変性症（OPCA），パーキンソン病などがそれぞれ1～2名含まれていた．CVDの内訳は表2で示されるように，脳梗塞67名（53%），脳出血55名（43%），くも膜下出血5名（4%）であった．脳梗塞で一番多いのは多発性脳梗塞で，再発による再入院のケースもみられた．

表1　原因疾患（153名）

疾患	男	女	合計	%
CVD	84	43	127	83
脳腫瘍	8	0	8	5
頭部外傷	4	1	5	3
進行性神経疾患	4	2	6	4
その他	7	0	7	5
合計	107	46	153	

以下に最も多かったCVDについて述べる．

表2 CVDの内訳（127名）

診断名	内訳	人数	%
脳梗塞（67名）	多発性脳梗塞	31	24.4
	脳幹梗塞	9	7.1
	小脳梗塞	2	1.6
	その他	25	19.7
脳出血（55名）	視床出血	11	8.7
	被殻出血	10	7.9
	小脳出血	14	11.0
	脳幹出血	10	7.9
	その他	10	7.9
くも膜下出血		5	3.9
合計		127	

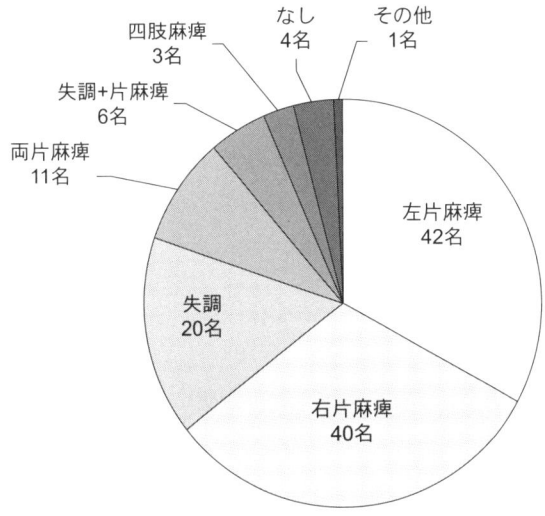

図1 運動障害の種類（CVD 127名）

2.2. CVDにおける運動障害および嚥下障害

127名の運動障害について内訳（図1）を見ると，左片麻痺42名（33%），右片麻痺40名（31%）でほぼ同程度であった．その他，失調が20名（16%），両片麻痺11名（9%），片麻痺に失調をともなうケースが6名（5%），四肢麻痺が3名（2%），さらに麻痺なしが4名（3%），その他が1名であった．

一側性大脳病変の臨床例の報告[1]では，右片麻痺例が左片麻痺例よりも構音障害を有する例が多かったとしている．ここでは，一側性の大脳病変で多発でないと考えられる52名をみると，右片麻痺27名，左片麻痺25名でやはり差はあまりなかった．CVDにおける典型的な

表 3　運動障害と嚥下障害の有無

運動障害	嚥下障害有	嚥下障害無	計
左片麻痺	10	32	42
右片麻痺	9	31	40
失調	10	10	20
両片麻痺	6	5	11
失調＋片麻痺	4	2	6
四肢麻痺	3	0	3
なし	0	4	4
その他	1	0	1
計	43	84	127

運動性構音障害は大脳の両側病変による仮性球麻痺とされるが，一側病変でも運動性構音障害が出現することは，臨床では決して少なくない．

さらに嚥下障害についてみると（表3），嚥下障害なしは84名（66％）で，障害ありの43名中，左片麻痺10名，失調10名，右片麻痺9名，両片麻痺6名であった．ただし，ここでの嚥下障害は，水分でだけ軽く咽る程度の軽症例から経管栄養を要する重症例までを含む．重症例には，小脳出血4名，脳幹出血4名を含み，うち5名に四肢体幹失調がみられた．

2.3. 合併する高次脳機能障害

CVDにおける運動性構音障害に合併する症状には，片麻痺等の運動障害の他に多くの高次脳機能障害がみられる（表4）．なんらかの高次脳機能障害を合併していたのは64名であり，最も多いのは失語ついで知的低下であった．本来失語における構音，プロソディーの障害と運動性構音障害は明確に区別すべきである．しかし平山[2]は運動性発語障害について，構音障害（dysarthria）と失構音（anarthria），失構音と運動性失語がしばしば重畳することについて述べている．臨床的にはさらに運動性構音障害と失語が重なる例が決して少なくはない．明らかな鑑別が難しくても，発語器官に麻痺等のなんらかの運動障害がみられる場合には，運動性構音障害ありとして訓練の対象とすることもある．

表 4　合併する高次脳機能障害（複数）

	人数
失語	28
知的低下	17
見当識障害	7
発動性低下	6
左半側無視	3
記憶障害	3
その他	12

失語や知的低下以外の高次脳機能障害としては，見当識障害，発動性低下，左半側無視，記憶障害と続く．その他，数としては少ないが失行，構成障害，失認など多様な症状がみられた．

3. 運動性構音障害に対する訓練

3.1. 訓練の有無および訓練期間

なんらかの訓練を実施したのは93名（73%），実施しなかったのは34名（27%）であった．訓練を実施しなかった例のうち，評価の時点ですでに改善していて，評価のみで終了したのは5名であった．運動性構音障害が残存していても，軽度で日常生活には支障がなく，さらに本人が訓練を希望しない例もある．逆に訓練の必要はあっても，発動性や意欲の低下が強い，訓練拒否，体調不良，精神疾患の合併などの理由で訓練の実施が困難な例もあった．また失語と合併している場合に，訓練の主たる対象は失語症となり，運動性構音障害に対してのアプローチを行わないことも多い．

運動性構音障害はごく軽度であり，日常生活にも支障はないと思われるにもかかわらず，本人が病前と比べての違和感を訴えて訓練を希望する例もある．このような場合，発話明瞭度が1であっても，速い反復構音（ディアドコ）を行わせると，構音の歪みやつっかえが出現することがある．発語器官の速い変換運動はかなり高度なものであり，そこに問題を残していると，患者にも病前との違い（違和感）を自覚させることがあるのではないかと考える．訓練の有無の決定には，現在のところ明確な基準はないが，本人の希望に添うことも必要であろう．

訓練を実施した例の訓練期間は，入院の場合は1～3ヵ月が最も多く48名，6ヵ月までが19名，1ヵ月未満が6名であった．3ヵ月までが多いのは，リハビリ病棟における入院期間が，ほぼ1～3ヵ月のためである．退院後も外来で訓練を継続した例は10名で，そのうち入院期間を含めて3～6ヵ月が6名であった．入院の6ヵ月というのは，他科（主に脳外科）に3ヵ月いてからリハビリ科に転棟して3ヵ月いた例である．外来のみは10名で，6～12ヵ月まで訓練を継続したのは6名であった．

3.2. 訓練を実施した患者の発話における主な特徴

運動性構音障害の重症度については，福迫ら[3]で示された発話明瞭度と異常度の和で表わす方法を次のように変えて使用した．発話明瞭度は1～5の5段階，異常度は0～3の4段階とし，その和が1～3を軽度，4～6を中度，7～8を重度とした．また話しことばにおける主な特徴として，福迫ら[4]の聴覚印象による話しことばの評価の1～23項目から，最も特徴的

表 5 重症度と発話における主な特徴（複数）

軽度 (38名)		中度 (39名)		重度 (16名)	
主な特徴	人数	主な特徴	人数	主な特徴	人数
子音の誤り	19	子音の誤り	24	子音の誤り	9
気息声	12	気息声	14	開鼻声	7
大きさの程度	6	大きさの程度	10	気息声	4
開鼻声	5	開鼻声	7	大きさの程度	4
無力声	5	無力声	6	母音の誤り	4
速さの程度	3	その他	21	無力声	3
その他	9			努力声	2
				鼻もれによる子音の歪み	2
				その他	3

と思われた3つをあげた．

表5は訓練を実施した93名の発話における特徴を，重症度別で多い順にみたものである．軽度の38名では，主な特徴として子音の誤りが19名（50%）に，気息声が12名（36%）に，大きさの程度が6名（16%）にあげられ，以下開鼻声，無力声，速さの程度と続く．大きさの程度は大きい場合と小さい場合の両方があり，速さの程度はほとんどが遅い．同様に中度の39名をみると，最も多いのはやはり子音の誤りで24名（62%），気息声14名（36%），大きさの程度10名（26%），開鼻声，無力声と続く．さらに重度の16名では子音の誤りが9名（56%）で，最も多くみられたのは軽度，中度の場合と同様であるが，2番目は開鼻声7名（44%）であった．

一側性大脳病変と思われ，かつ失語症をともなわない片麻痺例26名（右片麻痺11名，左片麻痺15名）と両片麻痺でやはり失語症を合併していない8名および失調20名について，主な特徴をみる（表6）．これらの運動障害すべてにおいても，話しことばの特徴として子音の誤りが最も多くあげられる．その他片麻痺，両片麻痺では気息声，無力声などの声の問題が多いのに対して，失調では音・音節の持続時間の不規則なくずれ，速さ・大きさの変動など，当然ながら失調による不規則性を示す特徴があげられた．

3.3. 訓練内容

実施された訓練内容を重症度別にみると（表7），おのおの種々の方法が複数行われている．軽度で多く実施されたのは系統的構音訓練（誤り音について自覚させ，修正し日常化を図る）で，ついで発声訓練（呼吸訓練を含む），文節や句毎に区切って構音させる訓練，発声発語器官の機能訓練（舌，口唇，頬などの発語器官の運動練習によって，筋力の強化や運動の巧緻性をたかめる）である．中度および重度でも多かったのはやはり発声訓練，発声発語器官の機能訓練，系統的構音訓練であった．ついで中度に多くみられるのは，モーラ毎に区切って構音させる訓練であり，重度では発声発語に関することではないが摂食嚥下障害へのアプロー

チである．当リハビリ科では，リハビリ科医師を中心に理学療法士・作業療法士・言語聴覚士・看護士・栄養士さらに必要に応じて耳鼻科医の参加を得て，嚥下障害検討会を開催している．そこでは嚥下障害に関する勉強会や該当する嚥下障害患者の評価・訓練について検討を行っている．摂食嚥下障害に対してはリハビリのチームアプローチの重要性が指摘されるが，実際には有機的な役割分担を行うのはなかなか難しく，当科でも試行錯誤を繰り返している．

さらに体幹や頸部および口腔周囲へ神経生理学的働きかけを行うことによって，発声発語器官の運動や感覚の障害の改善をはかろうとするボバース・アプローチが軽度や中度で行われている．また数は少ないが，コミュニケーション・エイドなど代替手段を検討した例が，中度，重度にみられる．

表6 運動障害と話しことばにおける主な特徴（非失語）

右片麻痺（11名）		左片麻痺（15名）		両片麻痺（8名）		失調（20名）	
主な特徴	人数	主な特徴	人数	主な特徴	人数	主な特徴	人数
子音の誤り	7	子音の誤り	6	子音の誤り	6	子音の誤り	8
気息声	4	気息声	6	無力声	5	大きさの程度（大・小）	8
大きさの程度（小）	3	開鼻声	3	大きさの程度（小）	2	音・音節の不規則な持続時間	6
粗糙声	2	鼻漏れによる子音の歪み	2	速さの程度（遅）	2	気息声	4
その他	3	その他	4	その他	4	速さの変動	3
						大きさの変動	2
						抑揚に乏しい	2
						構音の誤りが不規則に起こる	2
						母音の誤り	2
						努力声	2
						その他	5

表7 重症度と実施した訓練（複数）

実施した訓練	軽度	中度	重度
発声発語器官の機能訓練	9	23	13
発声訓練（呼吸訓練を含む）	15	31	14
系統的構音訓練	19	20	10
モーラ毎に区切って構音させる訓練	1	8	3
文節や句毎に区切って構音させる訓練	10	2	0
ボバース・アプローチ	7	5	1
コミュニケーションエイドなど	0	1	2
その他	2	5	2
摂食嚥下へのアプローチ	1	2	5

一人ひとりの例について，訓練方法の選択を分析することは今回行ってないが，経過をみながら複数の方法を実施していることが多い．

3.4. 訓練後の変化

発話明瞭度・異常度はともに話しことばの全体的評価であり，たとえば声の大きさや声質，構音の誤りなど，個々の特徴に関しての細かい変化を反映しているとは必ずしもいえない．

しかし，われわれが患者さんを評価する時に最初に問題にするのは，話しことばの明瞭さであり，それはまた日常的なコミュニケーションのレベルを示唆するものとして捕らえられる．さらに個々の特徴のなかで，特出しているものがある場合には異常性を強く印象づける．

ここでは，訓練後の変化を発話明瞭度と異常度の改善でみる．図2は発話明瞭度，異常度の改善について重症度別にみたものである．発話明瞭度，異常度においていずれも1以上レベルが上がった場合を改善ありとした．

発話明瞭度，異常度ともに改善がなく変化なしとされた例は，軽度で23名（61%），中度で20名（51%），重度で11名（69%）であった．逆に発話明瞭度，異常度ともに改善したのはそれぞれ軽度で5名（13%），中度で9名（23%），重度で3名（19%）である．改善例の多かった中度をみると，9名のうち5名は右片麻痺でさらにそのうちの3名は失語をともなっている．この場合失語症の改善が発話明瞭度や異常度の改善に影響していることも考えられる．また異常度のみ改善したのは，軽度で8名（21%），中度で6名（15%）であり，重度で1名である．同様に中度の6名をみると3名が右片麻痺でうち失語は1名であった．なお発話明瞭度のみに改善がみられたのは，軽度で2名（5%），中度で4名（10%），重度で1名である．

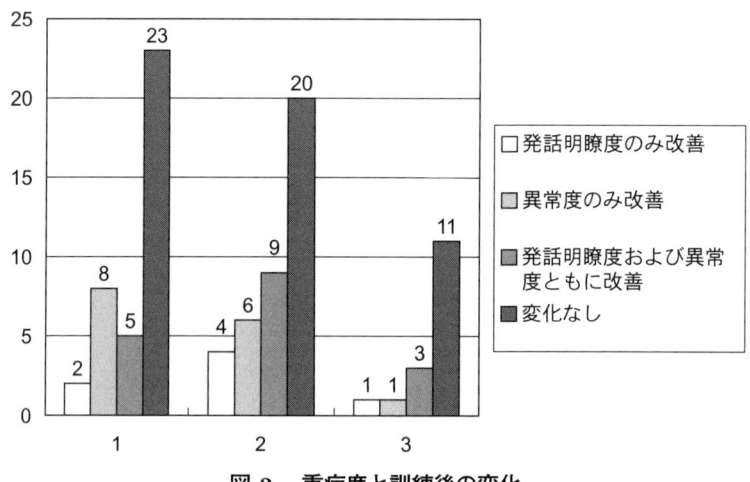

図2　重症度と訓練後の変化

4. まとめ

　総合病院である当院のリハビリ科に，入院および外来で来院した運動性構音障害患者のうち，CVDを原因疾患とする127名について，合併する運動障害や嚥下障害および高次脳機能障害の概要を述べた．また，そのうち訓練を実施した93名について，話しことばの特徴や訓練内容および訓練後の発話明瞭度と異常度の変化についてみた．

　この稿をまとめるにあたり，ご協力をいただいた宮入八重子氏，吉光美都子氏，藤原和枝氏に深く感謝いたします．

引用文献

[1] 東儀英夫, 豊倉康夫: 核上性構音障害および嚥下障害における問題点. 神経内科 12: 277–286, 1980.
[2] 平山惠三: 構音障害と失構音. 音声言語医学 35: 274–278, 1994.
[3] 福迫陽子他: 痙性麻痺性構音障害患者の言語訓練後の話しことばの変化. 音声言語医学 31: 209–217, 1990.
[4] 福迫陽子他: 麻痺性（運動障害性）構音障害の話しことばの特徴. 音声言語医学 24: 149–164, 1983.

第1章

運動障害の神経学

●鈴木恒彦

1. はじめに

　運動が発現する場合の中枢神経系（以下 CNS）での情報処理の過程を考えるとき，どこを起点として考えるかによって運動障害のとらえ方が異なってくる[1-4]．すでに周知のごとく，運動は体内外からの感覚刺激によって発現するものであり，感覚－運動関連として CNS 内での情報処理のレベルによって発現する運動の質は異なってくる．よく引用される大脳皮質の運動野を電気刺激すれば，刺激部位から投射された体部位の筋収縮が生じて運動が発現する脳と末梢運動器の関連は，大脳皮質運動野のレベルを介した運動経路（遠心性）の特性の一

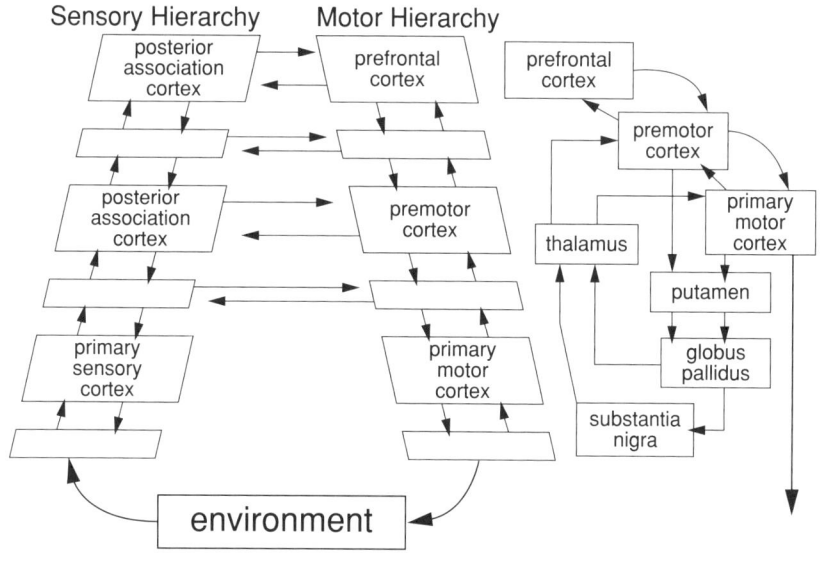

図1　The perception-action cycle (Fuster, 1995)[5]

部を示すものの，感覚－運動関連のサーキットの一部分を示しているに過ぎない．全体の感覚－運動関連のサーキットをつなげて考えるためには，運動野に至る前のCNS神経回路網内での情報処理過程として，どのような情報が選択されて運動野を刺激するような運動プログラムが賦活され，正確な運動を発現するための情報はどこでどのように処理されたのか等を知る必要があり，運動発現時に生じた感覚刺激が，CNS内で次の運動継続／停止につながる情報処理にどのようにかかわるのかも考える必要がある．

運動障害は，正常な感覚－運動関連サーキットのどこか一部でも障害されると起こる現象であり，CNS内外の疾病はもちろんのこと，体外環境要因も感覚入力の変更を通じて，運動発現に重大な影響を及ぼす可能性をもっている．リハビリテーション治療の直接的担い手であるセラピストの訓練治療全般は，ここを拠り所としており，言語聴覚士による治療も例外ではない．運動障害を論ずる場合に，この感覚－運動関連のサーキットを便宜的に運動系（運動野から脊髄前角運動神経細胞集合（moto-neuron pool, MNP）を経て筋収縮まで），と感覚系（種々の表在感覚受容器や筋紡錘から脊髄後根，視床外腹側核を経て大脳皮質運動感覚野までと，脳幹網様体を経て視床から大脳皮質各連合野まで）に分けて考えれば，それぞれの経路の途中で起きる障害によって，臨床上の運動障害は特徴的な症状を示すことになる．しかし脳障害の実際は，運動系・感覚系のどちらにも密接に関係している多くの大脳皮質連合野や視床，基底核群とそれらの連絡経路も障害されており，大脳における本来の機能である感覚系と運動系の間のあらゆるレベルで認知・概念の形成，運動プログラムの形成，随意の発現等の高次脳機能にかかわる過程に重大な障害を来たしているはずである．このため，脳障害による運動障害については，運動系のひとつの経路の特徴だけで臨床症状を説明することは難しく，当然，感覚系を含む神経回路網の特徴をふまえた論議も必要になる．

運動性構音障害は，構音に関与する諸器官（肺・声帯・軟口蓋・舌・顎・口唇）の筋系と関与する神経系の疾患に起因する運動機能障害が，構音に影響を及ぼした結果としての症状である．すなわち，発声発語器官の筋疾患，運動麻痺，協調運動障害等に由来している．しかし脳障害由来の場合は，局所的器官の運動障害だけにとらわれることなく，感覚系の障害も含めて脳の高次機能についても評価しなければならないはずである．構音に関与する諸器官は，肺・声帯・軟口蓋・硬口蓋・舌・顎・歯茎・歯牙・口唇である．これらの器官は，本来，呼吸あるいは食餌摂取のためのものでもあって，構音のみに使用される器官ではない[6]．このため，運動性構音障害には，程度の差はあれ，呼吸機能や食餌摂取機能の障害を伴うことが多い．

2. 運動系の障害

神経学的には，通常は次の3つに分けて考える[7]．
　① 運動麻痺（筋脱力，筋萎縮）：障害される部位により，上位運動ニューロン障害／下位

表 1 運動麻痺の症候と検査所見による障害部位別鑑別診断（秋口）[7]

	障害部位	上位運動ニューロン	前角細胞	根, 末梢神経	神経筋接合部	筋肉
症候	筋脱力の分布	遠位・近位筋, びまん性分布	遠位・近位筋, 髄節分布	主に遠位筋, 神経支配分布	眼筋, 球筋・呼吸筋, 近位筋	主に近位筋
	腱反射	亢進	減弱	減弱	正常	減弱
	知覚障害	なし	なし	通常ある	なし	なし
	筋線維束性攣縮	なし	ある	時にある	なし	なし
	筋萎縮	なし～軽度にある	高度にある	ある	なし～軽度にある	ある. 時にある
	筋圧痛	しばしば有痛性痙攣	なし	異常知覚	なし	時にある
	易疲労性	軽度	軽度	軽度	高度	軽度
検査	筋酸素 (CPK, GOT, aldolase)	正常	正常～軽度上昇	正常～軽度上昇	正常	軽度上昇～異常高値
	筋電図	正常	Fb, Fs, PS, GS	Fb, Fs, PS, Cx, Gs	電気的疲労現象	低振幅, 短い MUP, 弱収縮で多数の MUP
	神経伝導速度	正常	正常か軽度遅延	遅延	正常	正常
	筋生検	正常	group atrophy	group atrophy	正常	変性・再生像, 筋線維の大小不同
	Tensilon test	不変	不変, Fs の増加	不変, Fs の増加	著明改善	不変
	髄液検査	正常～軽度蛋白増加	正常～軽度蛋白増加	蛋白細胞乖離 (Guillan-Barré 症候群)	正常	正常

Fb：筋線維束性攣縮　Fs：筋線維束性攣縮　PS：positive sharp wave　Cx：complex MUP　GS：giant spike　MUP：運動単位電位

表 2　麻痺性構音障害の分類（秋口）[7]

名称	障害部位
1. 弛緩性麻痺性構音障害：麻痺など	下位運動ニューロン
2. 痙性麻痺性構音障害：偽性球麻痺	上位運動ニューロン（両側性）
3. 失調性麻痺構音障害：小脳疾患	小脳または小脳路
4. 運動減少型麻痺性構音障害：Parkinson 病	錐体外路（中脳・線状体）
5. 運動過多型麻痺性構音障害	錐体外路
a. 舞踏病	尾状核など
b. 筋緊張異常	基底核など
c. その他	
6. 混合型の麻痺性構音障害	多系統
a. 筋萎縮性側索硬化症（痙性・弛緩性）	
b. Wilson 病（痙性・失調性・運動減少型）	
c. 多発性硬化症（多様な症状）	
d. その他	

運動ニューロン障害／根・末梢神経障害／神経筋接合部障害／筋自体の疾病（ミオパチー）と分けて考える．運動麻痺を来たす上位運動ニューロン障害は神経学的には大脳皮質運動野錐体細胞，皮質延髄路，皮質脊髄路の経路（錐体路系）障害によって出現し，延髄錐体交叉より上の病変では原則として反対側の運動麻痺が出現し，下の病変では同側の麻痺が出現する．このうち皮質延髄路の両側性障害により仮性球麻痺が出現する．障害された急性期では弛緩性麻痺であるが，しだいに痙性麻痺に変わってくる．下位運動ニューロン障害は（1）脊髄前角細胞障害と（2）運動神経脳幹核細胞障害（球麻痺）に分けられ，いずれも障害筋は弛緩性で，早期からの筋萎縮を認め，筋線維束性攣縮（fasciculation）もみられる．いずれの場合もそれぞれが特徴的臨床像を示すのは周知のとおりである．

② 異常運動（不随意運動，筋緊張（トーヌス）異常）：神経学的には，錐体外路系障害のことであり，臨床的には無動から多動まで多様な病態を示す．舞踏病，アテトーゼ，ジストニアでは，顔面全体に両側性に症状が及ぶことが多く，発語障害や構音障害の原因となる．特徴的不随意運動のいくつかは，各種薬物療法やボツリヌス毒素局注が有効の場合もあり，セラピー前に的確な鑑別診断が求められる．

③ 運動失調（小脳症状，平衡運動障害）：神経学的には小脳路系の障害のことであり，小脳性運動失調と脊髄（後索）性運動失調を鑑別する必要がある．小脳性失調では，失調症状は視覚の影響を受けないが，脊髄（後索）性運動失調では感覚性運動失調のため，原則として，閉眼で失調症状が強くなる（Romberg 徴候，指探し試験で陽性）．

3. 運動麻痺について

3.1. 上位運動ニューロン障害

　錐体路系障害によって，急性期には急速に筋脱力が生じ，深部腱反射は消失または減弱し，筋トーヌスも低下して弛緩性麻痺となる．皮質延髄路の両側性障害により（画像上片側性障害にみられる場合もある）出現する仮性球麻痺も，急性期では舌筋や咽喉頭筋等の麻痺が下位運動ニューロン障害である球麻痺と区別がつかない弛緩性麻痺を示す．しかし，急性期後に嚥下障害，構音障害，強制泣き笑いを伴う感情失禁，下顎反射亢進，吸啜反射や口とがらし反射等が出現し，球麻痺とは症状が異なってくる．当初弛緩性麻痺であった障害筋は，経時的には深部腱反射の亢進や痙性麻痺がしだいに明らかになってくる．脳卒中の後遺症にみられる運動麻痺は，回復過程においてこの類似の経過をたどるため，その機能障害（impairment）を段階づけて評価を行うことがリハビリテーション医学の分野では一般的である．しかし脳卒中後遺症では運動麻痺（錐体路系障害）だけが生じているわけではないので，神経学的検査や画像診断等を加え，その他の運動障害の存在や感覚障害，高次脳機能障害等の有無についても注意深く観察する必要がある．

3.2. 下位運動ニューロン障害

　代表的変性疾患として筋萎縮性側索硬化症（ALS）がよく知られているが，球症状で発症した場合には，四肢筋の萎縮や脱力が目立たなければ，他の仮性球麻痺疾患との鑑別診断が難しくなる．特徴として，舌萎縮，筋線維束性攣縮，末梢優位の四肢の筋萎縮があり，進行が早い．呼吸筋にも関係する脊髄前角細胞障害では，髄節性に弛緩性運動麻痺が出現し，筋力の低下，筋緊張低下，深部腱反射の消失，筋萎縮等が早期に生じる．運動神経脳幹核細胞障害（球麻痺）では，嚥下の神経機構や肺を除く構音器官に関与する三叉神経（V），顔面神経（VII），舌咽神経（IX），迷走神経（X），舌下神経（XII）の各脳神経が障害される可能性があり，完全麻痺の場合には，誤嚥による呼吸障害を避けるため，気管切開による呼吸管理が必要になったり，運動性構音障害が必発のため，リハビリテーション治療が求められる．このうち三叉神経障害では，咬筋，頬筋，口腔底の筋力低下と舌の前2/3の一般知覚障害，顔面の表在感覚障害を生じる．顔面神経障害では，口唇括約筋の弛緩による口角の下垂，流涎がみられ，顔面全体が緩む．また舌の前2/3の味覚障害が生じる．舌咽神経障害では，咽頭括約筋と茎突咽頭筋の麻痺が生じ，舌の後1/3の一般知覚と味覚障害，喉頭蓋谷の粘膜，扁桃，咽頭，軟口蓋の知覚障害を起こす．迷走神経障害では内臓平滑筋への副交感神経障害がよく知られており，心臓血管系，呼吸器系，食道・胃の運動への影響は避けられない．この

結果食道の運動が低下し，嚥下困難，開鼻声，嗄声・失声がみられ，また喉頭蓋谷の粘膜や咽頭，喉頭の知覚障害も生じる．舌下神経障害では，嚥下の口腔期と咽頭期における舌運動の麻痺性障害のために，摂食機能障害が問題になってくる．

3.3. 根・末梢神経障害（ニューロパチー）

初めは，局所性に感覚障害，疼痛を伴って弛緩性運動麻痺が生じ，しだいに筋力の低下，深部腱反射の減弱・消失，筋萎縮等が明らかとなってくる．単神経根障害または単ニューロパチー，多発ニューロパチー，遺伝性感覚運動ニューロパチー（HMSN）に分けられるが，四肢末梢部位に症状を来たすことが一般的であり，直接に運動性構音障害を来たすことはない．このうち HMSN は，以前 Charcot-Marie-Tooth（CMT）といわれたが，遺伝診断が進むにつれて I 型から X 型まで分類され，臨床病型との関係が整理されつつある．

3.4. 神経筋接合部障害

臨床症状はニューロパチーよりもミオパチーに似る．筋脱力は遠位筋より近位筋に強く，脳幹運動神経核の支配筋や頚部筋，四肢近位筋群に生じるため，嚥下困難，開鼻声，嗄声・失声がみられ，運動性構音障害を来たす．通常感覚障害はなく，反射の異常もない．重症筋無力症と筋無力症様症候群に分けられるが，よく知られた前者に比べ，後者は悪性腫瘍に伴うミオパチーとして，通常は下肢の筋脱力として時にみられるものである．前者は日常生活のなかで筋疲労が容易に生じ，筋脱力に日内・日差変動がある．女性では生理前後，運動後や午後から夜にかけて易疲労性が目立つが，安静にすれば筋力は改善することが多い．眼筋がとくに高頻度に障害され，外眼筋運動障害による複視や，顔面筋運動障害である眼瞼下垂（ptosis）が初期症状としてしばしば訴えられ，進行するにつれて舌筋や咽喉頭筋も障害される．診断の決め手は，抗コリンエステラーゼ薬の投与による筋力の劇的改善を確認することであり，テンシロン試験が行われる．しかし，慢性例では脱筋力が持続的となり，安静や薬剤服用にも反応しにくくなり，最終的には自己免疫抑制の治療に委ねられることが多い．

3.5. 筋自体の疾病（ミオパチー）

ミオパチーでは一般的に深部腱反射は正常で，感覚障害はない．筋脱力の発現は，通常緩やかであり，左右対称的である．遠位筋よりも近位筋の方が障害されやすく，頚部筋や顔面筋も侵されるため，開鼻声がみられ，運動性構音障害を来たす．両下肢の近位筋障害では，しゃがみ姿勢から手を使わずに立ち上がれずに，自分の体によじ登る様な手の使い方を行う（Gowers 徴候）．また両上肢の近位筋障害では，万歳の挙上運動ができず，顔面筋の障害では常に口唇を半分開いたままの無表情な顔つき（myopathic face）が特徴的である．頚部筋で

は伸展筋脱力の進行がもっとも遅いため，屈筋＜伸筋となり，背臥位で頭を持ち上げられない．ミオパチーの分類は，表3のとおりである．進行性疾患のいずれもが，最終的には筋線維の変性・破壊によって正常筋緊張が保てなくなる．

4. 異常運動（不随意運動，筋緊張（トーヌス）異常）について

4.1. 運動低下性（または無動性）

パーキンソン症候群が代表例であり，筋緊張の亢進（筋強剛あるいは固縮，rigidity），運動減少（無動症，akinesia），静止時振戦（resting tremor），立ち直り反射障害が徴候としてよく知られている．運動低下性によって発話がしにくい状況となる．加齢依存的にその頻度が高くなり，脳動脈硬化症，脳炎，一酸化炭素中毒症，マンガン中毒症，頭部外傷等により発症する．大脳基底核のうち線状体，淡蒼球，黒質，視床下核が障害されているが，当初はドーパミンの補充療法により症状の改善をみる．

4.2. 運動過多性

舞踏病やアテトーゼ麻痺にみられる運動亢進で，トーヌスは不随意運動開始時に突発的に過剰緊張となり不安定であるものの，大部分の時間は低下している．しかし10歳以上では筋トーヌスはしだいに高めに推移し，成人では過剰緊張の時間が増す．坐位やつかまり立ちの抗重力姿勢保持の場合には，姿勢を一定に保つことに努力を要し，通常，頚部・顔面の不随意運動を伴うため，持続的呼気の調節が不可能で，発声自体に努力を要し，常に発声のトーンを維持できない等の構音障害を示す．

4.3. 頭部・顔面の不随意運動

舞踏病，アテトーゼ，ジストニアでは，両側性に特徴的な不随意運動を示し，発語・構音障害を伴う．熟年－老年の女性に多い半側顔面痙攣は，初めは半側の間欠性の眼瞼痙攣で始まり，その後同側の同期する口周辺の痙攣を伴い，持続的に両側性になることもある．両側性の眼瞼痙攣を示し，口周辺のジスキネジアやジストニアを伴うMeige症候群とは異なるが，発語・構音障害を伴うことに変わりはない．高齢者や多発性脳硬塞，向精神薬長期服用者に発現する口舌ジスキネジアは，発話のし難さを訴えるが，構音障害を伴わない．

表 3　ミオパチーの分類（埜中征哉）[7]

1. 進行性筋ジストロフィー
    1）Duchenne 型筋ジストロフィー（XR）
    2）Becker 型筋ジストロフィー（XR）
    3）大腿四頭筋ミオパチー
    4）先天性筋ジストロフィー（AR）
        1. 福山型先天性ジストロフィー
        2. 非福山型先天性ジストロフィー
        3. Ullrich 型先天性ジストロフィー
        4. Marinesco-Sjögren 症候群
    5）肢体型筋ジストロフィー（AR）
    6）顔面肩甲上腕型筋ジストロフィー（AD）
    7）遠位型筋ジストロフィー
2. 遠位型ミオパチー
    1）Welander 型遠位型ミオパチー（AD）
    2）rimmed vacuole（RV）型遠位型ミオパチー
    3）遠位型筋ジストロフィー（三好）（AR）
    4）眼咽頭遠位型ミオパチー
3. 筋緊張症候群
    1）筋強直性ジストロフィー（AD）
    2）Chondrodystrophic myotonia（AD）
        （Schwartz-Jampel syndrome）（AD）
    3）先天性ミオトニー（AD）
        1. Thomsen type
        2. Becker type（AR）
        3. Painful cramp type
    4）先天性パラミオトニー（AD）
4. 先天性非進行性ミオパチー
    1）ネマリンミオパチー（AD・AR）
    2）セントラルコア病（AD・AR）
    3）ミオチュブラーミオパチー（AD・AR・XR）
    4）先天性筋線維タイプ不均等症（AD・AR）
    5）Cytoplasmic（spheroid）body myopathy
    6）還元小体ミオパチー
    7）特異な病理像を示さない先天性ミオパチー
    8）先天性全タイプ 1 線維ミオパチー
5. 代謝性筋疾患
    1）糖原病
    2）糖原病 II 型
        （酸性グルコシダーゼ欠損，Pompe 病）
    3）糖原病 III 型
        （debranching enzyme（脱分枝酵素）欠損）
    4）糖原病 V 型
        （myophosphorylase 欠損，McArdle 病）
    5）糖原病 VII 型
        （phosphofructokinase 欠損，垂井病）
    6）脂質代謝異常によるミオパチー
        1. カルニチン欠損症
    7）正常酸マルターゼ値を示すリソゾーム性糖原病
6. 内分泌・代謝性筋疾患
    1）内分泌疾患
        1. ステロイドミオパチー
        2. 甲状腺機能低下症によるミオパチー
        3. 甲状腺中毒性ミオパチー
        4. Dysthyroid orbitopathy
    2）周期性四肢麻痺
    3）筋けいれん
        1. 里吉病
        2. 悪性高熱
        3. その他
    4）ビタミン E 欠乏症
    5）中枢神経系変性疾患
        1）セロイドリポフスチン症
        2）Lafora 病
7. ミトコンドリア病（脳筋症）
    1）慢性進行性外眼筋麻痺症候群
    2）ragged-red fiber を伴うミオクローヌス
    3）てんかん（福原病）
    4）高乳酸血症，卒中様症状を伴うミトコンドリア脳筋症（MELAS）
    5）ミトコンドリア基質転送異常
        1. カルニチンパルミチールトランスフェラーゼ（CPT）欠損
        2. カルニチン欠損
    6）ミトコンドリア基質の利用異常
        1. ピルビン酸脱水素酵素複合体欠損
    7）電子伝達系の異常
        1. NADH-CoQ reductase（複合体 I）欠損
        2. cytochrome c oxidase（aa_3，複合体 IV）欠損
        3. ミトコンドリア DNA 異常が明らかにされつつある疾患
8. 炎症性筋疾患
    1）多発性筋炎
    2）小児皮膚筋炎
    3）膠原病に伴うもの
    4）封入体筋炎
    5）サルコイド筋炎
    6）好酸球性筋炎
    7）仮骨性筋炎
9. 中毒・寄生虫疾患
    1）アルコール性ミオパチー
    2）薬物，化学物質によるミオパチー
        1. 薬物中毒
        2. ゲルマニウム中毒
        3. トルエン中毒
        4. 局所麻酔薬
    3）寄生虫
10. 整形外科領域の筋疾患
    1）強直性脊椎症候群
    2）Emery-Dreifuss 型筋ジストロフィー
    3）Escobar 症候群
    4）先天性多発性関節拘縮症

AD：autosomal dominant　　AR：autosomal recessive　　XR：X-linked recessive

表 4　不随意運動の種類と疾患（柳沢信夫）[7]

不随意運動の種類	疾患	診断の参考事項
振戦		
静止時振戦	Parkinson 病	寡動・筋固縮・姿勢保持障害
姿勢時振戦および	本態性振戦，老年性振戦	良性の経過・しばしば家族性
動作時振戦	小脳障害	協調運動障害・筋緊張低下
	Wilson 病	Kayser-Fleischer 角膜環・血清セルロプラスミン低下
	中脳性振戦	動眼神経麻痺・血管障害発作の数週間以降に発症
	生理的振戦の variants	甲状腺機能亢進症・重金属などによる中毒[*]・精神的緊張・不安・疲労・その他[†]
企図時振戦	Wilson 病	動眼神経その他脳神経麻痺・片麻痺・運動失調
	脳幹障害（血管障害・多発性硬化症）	
舞踏病	Huntington 舞踏病	単優性遺伝・痴呆・精神障害
	小舞踏病	リウマチ熱・心障害・ASO 高値
	有棘赤血球症を伴う舞踏病	有棘赤血球症（acanthocytosis）・深部反射消失
アテトーゼ	脳性麻痺	周産期異常・筋固縮
	脳血管障害	視床症候群（疼痛・異常感覚・視床手）
	Paroxysmal choreoathetosis	家族性・外傷・副甲状腺機能低下症，TIA
バリスム	脳血管障害	発作直後から発症，筋緊張低下
ジストニー	特発性ジストニー	安静時筋緊張正常または低下
	症候性ジストニー	脳性麻痺・脳血管障害・脳炎後遺症・Wilson 病・Hallervorden-Spatz 病など原疾患の症状
チック	Gilles de la Tourette チック	全身性チック・反響語・精神症状
	顔面チック	部分性，良性，習慣性
ミオクローヌス	ミオクローヌスてんかん	てんかん・小脳失調・痴呆
	動作時ミオクローヌス	脳アノキシア後遺症・低血糖症
	口蓋ミオクローヌス[‡]	血管障害が多い．ウイルス脳炎にも注意
	Creutzfeldt-Jakob 病	脳波異常（周期性同期性放電）

[*]水銀，鉛，ヒ素，マンガン，一酸化炭素，薬物（炭酸リチウム，交感神経刺激薬など）
[†]長期臥床，筋萎縮，筋力低下，急性感染症，神経・筋疾患など
[‡]類似の病態に口蓋・眼球ミオクローヌス，opsoclonus-polymyoclonia syndrome がある．いずれも同側の小脳歯状核と反対側の赤核・下オリーブ核・中心被蓋束（Guillain-Mollaret 三角）を中心病巣とする．

4.4. 上肢・下肢の不随意運動

　動作時または姿勢保持の時に，手・指に顔面筋と同様の不随意運動がみられ，時にバリスムやミオクローヌスがみられる．動作性ミオクローヌスでは，企図性（随意）運動の時にミオクローヌスが強まり，構音障害がみられ動作も遂行できなくなる．低酸素脳症後遺症にみられるミオクローヌスは Lance-Adams 症候群としてクロナゼパムが有効とされる．パーキンソン病患者では早期からみられる pen-holding hand となる母指内転を伴う指の不随意運動

が知られている．視床障害による視床手も，似た不随意運動を伴うが，深部感覚障害のためにパーキンソン病患者のような一定の形をとらない．アテトーゼ運動は脳性麻痺の上肢・下肢に筋緊張を伴ってみられ，多くの場合顔面筋の不随意運動が先行して生じるため，特徴的構音障害が必発である．

4.5. 振戦

四肢，頭部，顔面等に不随意に出現する規則的，律動的な反復運動である．振戦を主徴とする疾患は，本態性振戦とパーキンソン病である．振戦が出現する状況によって静止時振戦（パーキンソン病に代表される），動作時振戦（小脳失調に代表される），姿勢時振戦（本態性振戦に代表され，ある姿勢を保持している時に強く現れる）に分けられるが，臨床上は重複してみられることが多い．さまざまの形で構音障害が必発である．

5. 運動失調（小脳症状，平衡運動障害）について

5.1. 底部小脳症候群（原または旧小脳障害）

部位としては，小脳虫部と前葉の大部分を占め，深部感覚の固有受容を司り，皮膚表面感覚の外受容器からの興奮を受ける．常に筋緊張と筋の反射性興奮に影響を及ぼす本来の機能が障害されるため，筋緊張の低下が著明にみられ，体幹失調が明かとなる．頭部や上肢よりも下肢・体幹に失調や振戦が著明である．顔面筋，口内筋の低緊張伴う特異的断続的発語（scanning speech）がみられ，持続的発声が非常に難しい．原因には小児の medulloblastoma などの腫瘍やアルコール性小脳変性症，脳血管障害がある．

5.2. 前部小脳症候群（古小脳障害）

部位としては，片葉小節と虫部の小節からなり，平衡運動・姿勢調節を担っている本来の機能が障害される．その結果失調性歩行や立ち直り反射に欠ける等の姿勢反射の障害や平衡機能障害があらわれる．椅子坐位等により安定姿勢がえられている範囲では，構音性障害はみられないが，虫部の障害のために発語の円滑性に欠ける．上肢の運動のなかではジスメトリーや企図振戦がみられる．原因にはアルコール性小脳変性症，晩発性小脳皮質萎縮症などがある．

5.3. 外側小脳症候群（新小脳障害）

　部位としては小脳半球と歯状核を含む部分であり，本来は小脳内に入力される大脳皮質からの多くの情報を歯状核によって連続的に修正し，随意運動がオートマチックに遂行できるように，大脳皮質運動野，運動前野，前頭前野の状態を調整する機能を有するが，さまざまの形でそれらが障害される．たとえば，動作の開始が常にワンテンポ遅れ，一度に多関節を協調して動かすことができなくなる．そのためアディアドコキネジアが著明になり，母指と示指での正確な摘み動作ができない．姿勢によってはジスメトリーや企図振戦が出現し，四肢運動失調も明かとなる．構音障害が常にみられ，姿勢保持の不安定さが増すと，発語困難にもなる．原因にはオリーブ橋小脳萎縮症や脳出血，変性疾患等がある．

5.4. 脊髄後索性運動失調

　下肢の固有感覚障害を代償するために，歩行中は常に足下を注視し，閉眼では起立不可能であることが多い．顔面筋への影響はなく，言語障害を来たすことがない点で小脳症状とは異なる．多発ニューロパチーや脊髄癆によって起こる．

5.5. 脊髄小脳変性症

　運動失調を主徴とする重要疾患であり，リハビリテーション治療を求めてしばしば受診される．小脳虫部の病変によって障害される顔面筋や口腔内筋の低緊張に伴い，小脳障害で述べたような特異的言語障害を生じる．病態は緩やかな進行を呈するが，近年，常染色体優性脊髄小脳変性症の遺伝子解析が進んでおり，疾患の分類も表5のように整理されている．

6. 感覚系の障害

　神経学では，次の3つに分けられる．
　　① 表在感覚異常；触覚，表在痛覚，温度覚の異常
　　② 深部感覚異常；位置覚，振動覚，深部痛覚の異常
　　③ 複合知覚異常；立体覚，二点識別覚，図形識別覚の異常
　厳密にいえば，①と②は感覚障害であり，③は知覚障害であるが，神経経路のなかで①は脊髄視床系であり，②と③は脊髄後索系である．脊髄視床系は，一次感覚神経が脊髄後根から脊髄に入ったところで数節にわたってシナプスを介し，二次感覚神経は反対側の前側索を上行するのに対し，脊髄後索系は同様にシナプスを介した後，二次感覚神経は同側の内後索

表 5　脊髄小脳変性症の疾患分類[7]

1. 小脳皮質病変を主とする
    1) 晩発性小脳皮質萎縮症
    2) Holmes 型遺伝性運動失調症
2. オリーブ橋小脳求心路，小脳皮質病変を主とする*
    1) Menzel 型遺伝性運動失調症（SCA1 型，SCA2 型など）
    2) オリーブ橋小脳萎縮症
    3) Shy-Drager 症候群
    4) 線状体黒質変性症
3. 小脳遠心路病変を主とする歯状核赤核淡蒼球ルイ体萎縮症（DRPLA）
4. 脊髄橋小脳求心路，小脳遠心路病変を主とする Joseph 病（MJD）
5. 脊髄病変を主とする
    1) Friedreich 病
    2) 遺伝性痙性対麻痺

*2 の 2)，3)，4) は併せて多系統萎縮症（MSA）とも呼ばれる．

を上行し，延髄背側（脳幹網様体）の薄束核でさらにシナプスを介した後，反体側の内側絨帯を上行する．ふたつの系はこのように，脊髄と脳幹でその経路が異なるため，それぞれの部位で特異的感覚解離を呈する．このため，脊髄と脳幹の病変の局所診断・鑑別診断には解離性感覚障害が有用であり，さらには一側性か両側性か，脊髄性の有無，上肢または下肢の限局部位，感覚異常の種類等について分析的に見ていく．この内，延髄外側症候群（Wallenberg 症候群）と手掌・口感覚症候群（Syndrome of cheiro-oral topography）は口腔内や顔面の感覚障害を来たすため，摂食訓練や言語療法が求められる．

　感覚障害としての異常感覚や知覚脱失は，患者みずからが主訴として明らかにする以外に，実際のところ臨床的に表に出ることは少なくいつも運動障害の陰にあってわかりにくい．しかし前述したように，運動出力と感覚入力の関連は神経生理学上分けて考えられないため，言語・発語障害にかかわる顔面筋や口腔内筋の運動障害がある場合，その背景に感覚障害を伴う可能性を必ず考慮しなければならない．知覚鈍麻の存在だけで，あたかも運動麻痺があるかのような症状を示す患者はそれほどめずらしくないからである．

6.1. 一側性の障害

　顔面を含む身体の半側の障害は，脳幹の橋上部より上の障害で出現する．Wallenberg 症候群は，病変と同側の顔面と反対側の体幹，上肢・下肢の温・痛覚の鈍麻が生じる延髄部の障害であり，片側の小梗塞によって発症する．通常は顔面や口腔内筋群の障害を伴うことが多く，嚥下障害や言語障害により，リハビリテーションを求める患者は少なくない．

第1章 運動障害の神経学 23

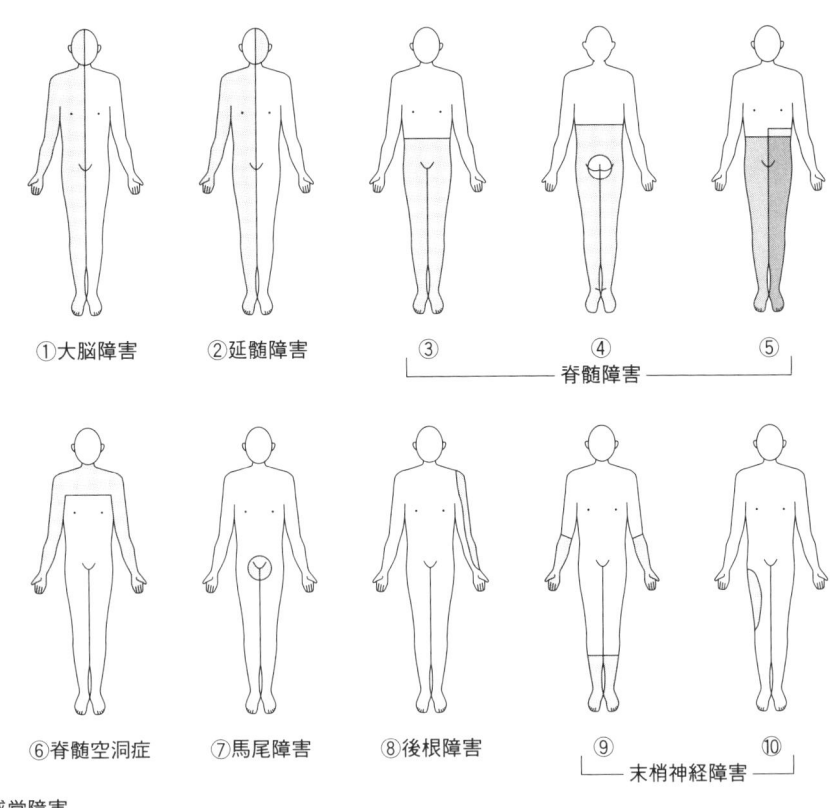

図2 感覚障害分布型
○番号については表6を参照．(秋口，1997[7])より一部改変して引用)

表6 感覚障害の部位別症候（○番号については図2を参照）

1) 単一末梢神経または神経叢の障害（単神経炎の多発を含む）⑩	
2) 多発性末梢神経障害（ポリニューロパチー）⑨	
3) 脊髄後根の障害 ⑧	
4) 脊髄障害	横断性障害③，sacral sparing 型④
	半側障害（Brown-Séquard 症候群）⑤
	索性障害（主に後索と側索）
	中心灰白部の障害，宙吊り障害型 ⑥
	前脊髄動脈領域型
	後脊髄動脈領域型
	円錐部，馬尾神経の障害 ⑦
5) 延髄障害	Wallenberg 症候群 ②
6) 橋障害	半側型 ①，手・口感覚型
7) 大脳障害	視床（半側型 ①，手・口感覚型）
	内包 ①
	皮質下白質（上・後視床脚）①
	大脳皮質 ①
8) その他	ヒステリー，自律神経障害，末梢循環障害

6.2. 両側性の障害

頚椎疾患によって，上肢の感覚障害がみられる．加齢に伴う変形性頚椎症や後縦靱帯骨化症等によって脊椎管に狭窄が生じて起きる．脳障害を伴わなければ言語障害の問題はない．

6.3. 脊髄性感覚障害

横断性と半側性の分類がよく知られているが，臨床場面では不全型が多く，移行型もある．前脊髄動脈症候群も脊髄中心症候群でも同様である．脊髄空洞症でも臨床像と画像所見との解離が大きい．このなかで，Brown-Sequard症候群は，解離性感覚障害（損傷側の運動障害と深部覚障害，反対側の温痛覚消失，障害レベルでの帯状の全感覚消失）の例としてよく知られており，局所症状から脊髄の病変部位が同定できる．

7. 脳機能障害と神経可塑性

1987年にEccles[8]は，塚原の研究[9]で，成熟ネコの脳を用いた損傷後の神経シナプスに替わって赤核へ投射している皮質赤核路の側枝発芽（sprouting）による新たなシナプス形成の事実（1974，1981，1982，1983）と，川口の研究[10]で，子ネコの脳を用いた小脳－視床間の神経軸索を切断後に再結合が生じた事実（1979，1981，1982，1984）をあげて，20世紀までの脳科学のなかで全くあきらめられていた，損傷された神経のシナプス再生と神経軸索再生の可能性を二人の日本人研究者が初めて明らかにしたことを賞賛している．1971年，久保田らの研究[11]では，サルを用いたオペラント条件づけの過程で，前頭連合野のニューロンがしだいに活動パターンを変え，学習課題の遂行に関連したニューロン活動がしだいに増加して行く様子を報告している．これらのいずれもが，CNSにおける神経可塑性の可能性とその特性を示すものであり，脳神経回路網はたとえ損傷が生じても，特定の条件下では側枝発芽現象によるシナプスの再生や軸索の再結合が生じうる「神経の再生」が期待できること，学習の過程は神経回路網におけるシナプスの変化によることを実証しており，この分野に光明をともしたともいえる．しかし，これら神経科学における神経可塑性の基礎的実証にもかかわらず，臨床場面ではラモニ・カハールの時代[12]からの「損傷された神経は二度と再生することはない」という鉄則が，依然として神経疾患の評価・治療に強く影響している[13]．現在でも，神経損傷由来の治療自体に限界があることも手伝い，リハビリテーション治療では，治らない障害へのいいわけや，患者による障害受容が少なからずその前提になっている．

このような背景のなかで，重症の脳障害患者への運動療法の経験から，患者の有する潜在的CNSの回復機能を評価し，リハビリテーション治療の可能性を主張してきた英国の故ボ

バース夫妻の考え方は，注目すべき点が多い[14]．脳障害後の運動麻痺や協調的運動障害，感覚障害等の症状の変遷についての彼等の見方の根源に，「正常パターンからの逸脱」の考えがあり，それらは経時的に死亡するまで変化し，CNS がその外界環境によって変わるという概念が存在するからである．またそれらに対する運動療法は，損傷された CNS の修正のための学習であるという治療概念である．これらがいずれも，現在常識的になっている CNS の中の神経可塑性の特性を予見し，リハビリテーション治療の中に具体化している状況は，その先見性に驚かされる．このような意味で，ボバースアプローチの考え方は，神経リハビリテーションにおける運動障害の評価・治療の多くの部分に現実的で，有益な情報をもたらしている．近年 Nudo[15] によって報告された，リスザルの脳を用いた実験的脳硬塞後の運動麻痺の経緯と，大脳皮質運動野における錐体細胞のマッピングの関係で，ある期間リハビリテーション治療（トレーニング）を受けた群と受けない群との間で，障害された部位に隣接する該当部位の面積に大きな差が生じ，そのことが機能的回復と密接な関係にあるという事実（1996）は，まさしく脳の可塑性が脳障害へのリハビリテーション治療の裏づけになっていることを明らかにしたといえよう．

これまでの研究から総括される神経可塑性の実態は，外界環境に適応すべき身体の最良の動作遂行・姿勢保持を行うべく，機能単位としての神経回路網内と回路網間のシナプスの移動と再構築を生じる生物学的特性であろう．これを前提に脳障害による運動障害・麻痺へのリハビリテーションについて考えれば，少なくとも次のような治療原則が見えてくるはずである．

① 個々の患者の個性的要素に配慮したアプローチの必要性
② 少しの頑張りで実現できる楽しい課題の学習と自発的運動の促し
③ 動作遂行のための適切な姿勢保持を援助するさまざまな手段の提供
④ 統一的感覚入力のための組織化された多面的アプローチの必要性
⑤ 常に患者から学ぶ姿勢と脳科学の情報に基づく評価・治療の再検討の継続

これらを実際の言語聴覚（ST）評価と治療に即して考えると，この分野のより具体的方向が見えてくるように思える．すなわち，適切な ST の治療環境により CNS 障害由来の構音障害は改善しうる障害であることを念頭におくべきである．その上で，顔面筋や口腔内筋群の機能障害を見るときには，その背景の全身の姿勢制御の能力や，姿勢緊張（姿勢変化に応じた適切な筋トーヌスの保持）の分布状態を把握しておく必要があり，理学療法士（PT）からの情報が求められる．また病巣部位とその拡がり，経時的運動障害の変化との関連について，主治医からの情報も必要である．また能力障害の評価のなかで，ADL 機能や高次脳機能の関与度によっては，作業療法士（OT）や看護婦，臨床心理士からの情報が不可欠である．対象とする構音障害が発声障害だけではない，人間固有の高次脳機能の基盤の上に成り立っているだけに，各専門職からの情報に基づき，その患者の個性を考慮した ST 領域の問題点を絞っていくことが重要である．同時に生じる摂食機能障害における嚥下障害の場合も，その過程の大部分が反射的運動に占められているものの，全身の姿勢制御機構の影響が大きい

ことは周知のとおりである．完全球麻痺でない限り，全身の姿勢制御の程度によって感覚－運動関連のおおよその統合レベルが推測されるため，摂食時の環境・姿勢と呑込みの困難さとの関係，誤嚥に関係する「むせ」の有無についての情報を，PTやOT，看護士，家族から専門的ST評価の前に収集しておくことが求められる．

8. まとめ

　構音障害を来たす運動障害に関連した運動麻痺や異常運動，失調症，感覚障害について，その特徴的症状をふまえながら臨床神経学の原則にそって解説を行った．従来からの疾病分類や鑑別診断は，秋口一郎著（亀山正邦監修）による臨床神経学の手引きの記載に従った．現在，神経リハビリテーション治療の原則である，脳神経の可塑性の存在についてもSTの分野からその意義を強調し，効果を求めるためには，多面的な専門家集団による組織的アプローチが不可欠であることを述べた．

引用文献

[1] 丹治　順: 大脳における随意運動のしくみ．手塚主夫編: 脳性麻痺⑩, pp.67-70, 協同医書出版社, 1990.
[2] 丹治　順: 一次運動野と高次運動野の働き．*BRAIN MEDICAL*, 6: 355-361, 1994.
[3] 三上章允: 脳はどこまでわかったか．講談社, 1994.
[4] 久保田競編: 脳の謎を解く①②．朝日新聞社, 1995.
[5] Fuster JM: Memory in the Cerebral Cortex: An Empirical Approach to Neural Networks in the Human and Nonhuman Primate. p.275, MIT Press, Cambridge, 1995.
[6] 瀬川彰久: 口の発生と構造．山田宗睦編: 口は何のためにあるか, pp.31-83, 東京風人社, 1994.
[7] 秋口一郎（亀山正邦監修）: 臨床神経学の手引き．南江堂, 1997.
[8] Eccles JC: Neurological effective nerve growths in the mammalian brain: Recent work of Tsukahara and Kawaguchi. Clinical aspects of sensory motor integration. Struppler A and Weindle A eds.: *Advances in Applied Neurological Sciences* 317-323, Spriger-Verlag, 1987.
[9] Tsukahara N: Synaptic plasticity in the mammalian central nervous system. *Ann. Rev. Neurosci.* 4: 351-379, 1981.
[10] Kawaguchi S, Miyata H et al: Morphological and electrophysiological evidence for axonal regeneration of axotomized cerebello-thalamic neurons in kittens. *Neurosci. Lett.* 25: 13-8, 1981.
[11] Kubota K and Niki H: Prefrontal cortical unit activity and delayed alternation performance in monkeys. *J. Neurophysiology* XXXIV: 337-347, 1971.
[12] 萬年　甫編訳: 神経学の源流2 ラモニ・カハール．東京大学出版会, 1992.
[13] McLellan L: Therapeutic possibilities in cerebral palsy: A neurologist's view. Management of the motor disorders of children. Scrutton D ed.: *C.D.M.90*, pp.96-101, SIMP and Blackwell, Scientific publication Ltd, Oxford, 1984.
[14] Bobath K: A neurophysiological basis for the treatment of cerebral palsy. *C.D.M.75*, SIMP

and William Heinemann Med. Books, London, 1980.
[15] Nudo RJ, Wise BM et al: Neural substrates for the effects of rehabilitative training on motor recovery after ischemic infarct. *Science* 272: 1791–1794, 1996.

第2章

運動性構音障害の評価
──脳卒中，頭部外傷を中心に──

● 椎名英貴

1. はじめに

1.1. 評価の目的

　臨床家，研究者が対象患者の発話を評価，測定する場合，何を目的としているのか，評価の目的が異なればその方法論も当然異なってくる．臨床的な運動性構音障害の評価を，まずその目的とするところから考えてみたい．

　臨床のプロセスで最初に考えなければいけないことは言語症状の正確な把握である．患者の日常の発話は無限のバリエーションがある．評価では有限の評価項目の組み合わせから患者の発話の状態を過不足なく表現する必要がある．このために発話のどの側面に着目し，いかに評価すべきかが問題となる．ここで評価に要求されることは評価の妥当性である．

　次に患者の重症度の判定や，改善，悪化の確認が目的となることがある．ここで重視されるのは横断的，縦断的に比較検討が可能な客観性である．評価項目，指標が評価者が異なっても安定した評価結果をもたらし，繰り返しの検査においても安定した結果を示す，つまり検査の信頼性が重要となる．

　しかし臨床家が最終的に目標とすべきは治療のための評価である．臨床家は患者の示す言語症状を把握し，症状をひきおこしている原因の分析を行う．この評価－分析に基づいて，治療を行う上で目標を設定し，治療方法を選択する．臨床のプロセスのなかでは障害の本質を把握できることが治療にとっての鍵となる．適切な評価は適切な治療を導く．臨床的に優れた評価とは治療にとっての実効性が高い評価である．

　これらすべての要素が十分に満たされているものが優れた評価といえるが，信頼性，妥当性，とくに治療にとっての実効性を基準とした妥当性は互いに相容れない場合もありうる．臨床家としてはいたずらに科学的な正確さを追及するあまり，評価のための評価に陥ってしまうことをいましめなければならない．

表1　発声・発語の評価・計測

	発声		構音・共鳴
聴覚印象上の評価	発話特徴抽出検査[*1] （含む GRBAS）		発話特徴抽出検査[*1] 構音・プロソディー検査[*1,3]
音響学的・空気力学的評価	音響分析 　声の高さの測定 　声の強さの測定 　声門下圧の測定 　呼気流量の測定		音響分析
発声発語器官の運動動態	胸・腹部の視診，触診 呼吸曲線 　（ストレインゲージ 　マグネットメトリー）	喉頭鏡 ファイバースコピー ストロボスコピー グロトグラフィー 筋電図	構音時の視診，触診 エレクトロパラトグラフィー X線マイクロビーム 磁気計測 ストレインゲージ 筋電図 ファイバースコピー（鼻咽腔閉鎖機能）
発声・発語器官の基礎的能力	スパイログラム ブローイング検査	発声発語器官検査[*1,2]	発声発語器官検査（含む神経学的検査）[*1,2] ブローイング検査（鼻咽腔閉鎖機能）

[*1] 運動障害性構音障害（dysarthria）検査法
[*2] 旭式発話メカニズム検査
[*3] 単語明瞭度検査

1.2. 評価の対象

　運動性構音障害の臨床，研究における評価の対象は，発話の音響的な特性とその発話を産出する発声発語器官の運動の特性の2点に集約される．この2点にたいして，心理学的な評価を行うのか，物理的なパラメーターに対して測定を行うのかにより，さまざまなアプローチが考えられる（表1）．

1）　聴覚印象上の評価

　構音の臨床において，最終的には対象の発話が聴取者にどのように聴こえるかという聴覚心理学的な現象が対象となる．評価としては聴覚印象上の評価であり，構音・プロソディー検査，発話特徴の抽出検査がこれにあたる．これらの評価は聴覚心理学上の事象を取り扱っているため本来的には定性的な評価にならざるを得ない．

　しかし心理学的測定法を用いることで重症度を尺度化したり，全構音サンプル内の聴取可能な音の割合を求めることで明瞭度を定量的に評価することも可能である．評定尺度で問題となる点は検者間での評価のばらつきである．同一のサンプルを聴取し，何段階かの尺度のなかで表わした場合，検者によってばらつきが生じてしまう．検査の信頼性に関しては機械などを用いた測定に比べはるかに脆弱である．

　これを防ぐために尺度を妥当な区分にすること，また検者間でばらつきが生じないように基準となるものを設定する，検者の聴取能力を一定の水準にするような努力も必要となる[1,2)]．

2) 物理現象としての発声発語の評価

これに対して聴覚心理学的な現象をひきおこす物理現象の解析がある．ある聴覚心理的学な現象にたいして物理的な音響の特性を同定することや，ある音響をもたらす空気力学的な事象の検索が考えられる．評価は純粋に音響の物理的特性を評価しているため客観性は高く定量的である．

ここで問題となるのは音響のどのような特性が聴覚心理学上のどのような現象と対応を持つのかということである．聴覚心理学的に異常と聴取される音声または構音に対応して，ある音響的な特性は一対一で対応するのか，もし一対一で対応が可能ならば，聴覚心理学的な現象を音響の物理的な特性を測定することで，きわめて客観的に評価が可能となるわけである．

しかし声質を例にとって考えると，聴覚印象上の評価は統合的であり，ある音響特性からその聴覚心理学的な現象を完璧に予測していくことには現時点では限界があり，発声，構音の評価，改善度の評価を物理的特性にのみゆだねることはできない[3]．

3) 構音運動の評価

この次に物理的な音響をひきおこす構音器官の運動の記述がある．ある特徴的な音響を産み出すために構音器官は時間的にはどのようなタイミングで，また空間的にどのような方向の運動を，どのような力で行うのか．またある音響を産出できない場合にどのような運動が実現できないからなのかを評価する．

発話時の運動を直接評価するためには構音器官の運動を直接観察，解析する必要がある．臨床的には構音時の口腔器官の観察がこれにあたるが，外部からの観察には限界がある．このため発声に関しては喉頭鏡，ストロボスコピー，電気グロトグラフィー，構音に関してはダイナミックパラトグラム，筋電図による評価などが存在する．ここでも当然発語器官の動態と聴覚心理的事象との一対一の対応がなされるかといった問題が生じる．

4) 構音器官の評価

以上の評価は実際の発話時に生じている事象を評価，測定するものであるが，運動が実現できないのはなぜなのか，神経−筋−効果器がどのように問題なのかを同定するための評価がある．神経学的な検査は構音器官の感覚，反射，トーヌス，運動を評価することで神経−筋系の損傷部位を推測し，運動障害の特徴を明らかにする．

構音器官運動検査は構音器官の基礎的な運動能力を評価するために行われる．定量的な評価としてはさらに個々の構音器官に運動を要求した場合の運動のスピード，力などの測定が考えられる．舌，口唇の運動速度，圧が測定される．これら評価は口腔器官の基礎的な運動能力を評価，測定していると考えられる．ここでもはたしてこれらパラメーターの正常からの偏位がどれだけ発話時の運動の異常，さらには構音の異常を説明しうるものなのかという問題が生じる．

以上のように一口に評価，測定と言っても多様であり，その評価の目的によって評価すべき対象，方法論が異なる．

1.3. 臨床的な評価の特徴

1) 治療のための評価

臨床的な評価とはあくまでも治療のための評価である．鑑別のため，研究のための評価とはおのずからその性格が異なる．臨床的な評価の目的は言語症状の問題を抽出し，治療目標を設定し，治療方法のプランを立てることにある．

治療者は発話の異常を聴取した時，それがどのような原因によるものなのか，つまり運動性構音障害の問題なのか他の言語障害からの問題なのかを鑑別する．運動性構音障害からの影響であるとすれば発話において一貫して困難な構音運動を同定し，その構音運動が困難な原因を分析する．

聴覚印象上同じ様な特徴を有している場合でも，異常性をひきおこしている要因は異なる場合がある．治療的な介入を考えた場合，異常性の原因が異なれば対処方法もそれに応じて変化させるべきである．評価においては健常者の示す値からの量的な偏位にくわえ，質的にどのように変化しているかということが治療的な介入にとって重要な情報となる．

2) 介入による評価

臨床的な評価の特徴は，介入しながらの評価にある．自然科学の基本的な態度として，観察者は対象に関与せず純粋に客観的に対象を観測，測定することが要求される．しかし治療という行為はあくまでも治療者－患者の相互作用のなかで起きるものであり，治療のための評価では，治療的な働きかけに対する対象の反応も重要な評価要素である．

われわれは臨床のなかで，治療的な働きかけに患者がどのように反応して来るのかをたえず確認し，自分の設定した問題の分析→治療方法の決定→治療的介入が妥当なのかどうかをチェックする．これが臨床的な介入である．ここでは評価は治療的な活動の一部であり治療は随時，再評価に基づき修正される．臨床家の評価能力は，治療技術に規定される．患者の状態に応じた治療手段を多く持ち合わせている臨床家ほど，細かい分析が可能である（図1）．

3) 統合的な評価

分析的な評価では個々の要素に注目が向きがちであるが，発話という一連の行動は各要素が分かち難く結び付き，協力しながら実現される．先に鑑別について言及したが，運動性構音障害と他の障害を明確に分離して鑑別することは難しい場合がある．たとえば，運動性構音障害と認知機能障害を考えると，構音能力と認知機能は複雑にからみ合っているため，同程度の構音能力をもつ患者でも，自分の発話に注意が向き他者への情報伝達が効率良く行える様に注意できる場合と，そうでない場合では構音の実現はかなり異なる．

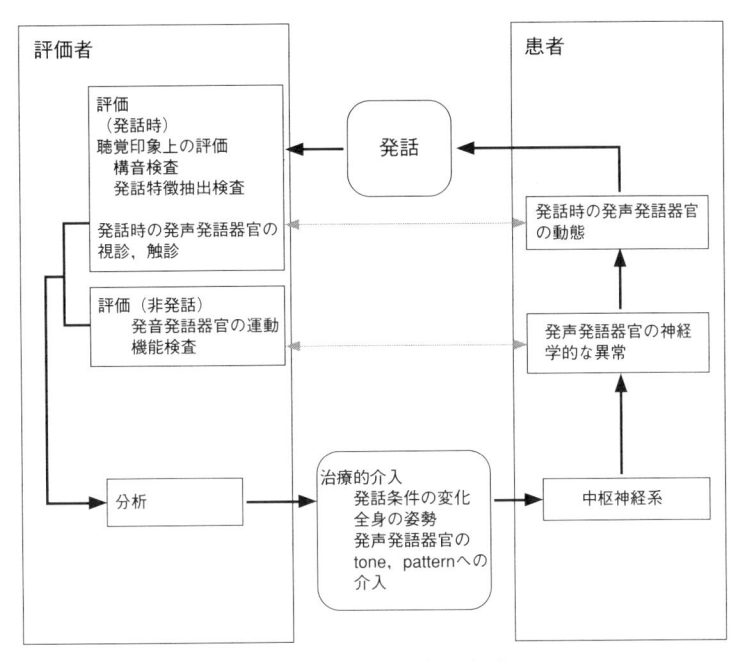

図 1　臨床的な評価の概念

　また前頭葉障害のため発動性が低下している場合も，どこまでが純粋な運動障害の問題でどの程度発動性の低下からの影響なのかを判別していくことは難しい．

　純粋な発声発語の過程でも器官相互の関連性は常にみられる．発声時の呼気の産出と喉頭の能力，構音時の下顎の能力と口唇の能力は相補的なものであり両者が障害されることで相乗的に困難さが増大する場合，どちらか一方が困難な場合に他方の代償が働く場合など複雑である．臨床的な評価のなかでは分析的な見方と統合的な見方を常に配慮せねばならない．

1.4. 本章の評価の構成

　本章では中枢性の運動障害による運動性構音障害の臨床的な評価を論じる．対象疾患は臨床上多く遭遇する脳卒中後遺症や頭部外傷を想定している．運動性構音障害のタイプ分類としては，痙性構音障害，失調性構音障害，一側性上位運動神経構音障害が多くを占める．いくつかの障害要素が合併する混合性構音障害も一般的である．脳血管性パーキンソニズムでは運動低下性構音障害の要素が前景に出ることがある．外傷，脳幹障害では痙性，失調性，さらには弛緩性の混合がみられる．発話の評価にあたっては，発声発語のプロセスを呼気の産生，音声への変換，構音にわけ，そのプロセスごとに現在一般に行われている評価方法を示し，これに対して言語聴覚士が臨床の場で行う，治療を目的とした評価を臨床的な評価として記述する．

　評価に使用するバッテリーは音声言語医学会による運動障害性構音障害の評価法[4]が一般的である．本論で用いる評価の多くは音声言語医学会による評価法をはじめとする既存の評

価と重複する．臨床上重要な点はどのような検査バッテリーを用いるかに加え，そこから何を読み取るか，さらにその読み取ったもの，つまり仮説を検証して行くためにどのような掘り下げ検査を行い分析を進めるかにある．

以下，本章では発声発語の impairment level での評価を中心に論じる．この他に実際のコミュニケーション場面で，どの程度実用的なコミュニケーションがとれているのかという disability level での評価がある．同程度の構音能力を持っていても，意識的に発話速度を遅めたり，書字を併用するなどの方法でコミュニケーションが順調にとれる．このようなコミュニケーションの運用面にかかわる能力は認知機能とも密接に関係する．本論ではコミュニケーションの運用面に関する問題は論じない．

2. 正常運動の特徴とその障害

発声発語の評価を論じるにあたって，まず対象とする中枢神経疾患の運動障害の特徴を考えてみたい．健常な人間の運動では，運動を正常たらしめているいくつかの要素が存在する．これらは人間の機能的活動である姿勢保持，歩行，上肢の使用，摂食，発話，などを通じて共通の特徴である[5-7]．

2.1. トーン（tone）

筋の緊張状態を示す用語である．生理学的にはトーンもしくはトーヌスとは安静時の筋の状態を示す言葉として使用され，他動的な筋の伸張により評価される．

臨床的には活動時の筋のトーンは，筋そのものの粘弾性に運動ニューロンからの指令による筋活動そのものが加わった状態である．活動下での筋群のダイナミックな緊張を表現する場合，中枢神経系の特性を考慮にいれ姿勢トーン（postural tone）という表現が提唱されている[8]．正常な中枢神経系では全身の筋は合目的に協調して活動する．正常の姿勢緊張はある幅のなかで活動に応じて合目的に設定される．重力に抗しての姿勢の保持，運動を実現できるだけの十分な高さが必要とされる，一方その緊張は運動を阻害するほど高くはなく，自由な運動を保障する．

中枢神経系の異常により運動の障害が生じた場合には，姿勢トーンは正常の範囲を逸脱し過剰な緊張もしくは低下がみられる．

1) 過緊張

姿勢トーンが正常範囲を逸脱して高くなりすぎる場合がある．神経学的には痙縮，固縮と呼ばれる現象である．脳卒中後の運動障害では痙縮と固縮は混合している場合がほとんどである．これら過剰な緊張状態が持続するとその筋，皮膚の粘弾性が失われ組織的にも伸長で

きなくなってしまう．

　仮性球麻痺の典型的な問題はこの過剰な緊張によりもたらされる．呼気の産出においては胸郭，腹部をリラックスさせて大きな吸気を実現することができず，努力性の呼気が優位になる．また発声においては喉頭が過緊張となり努力性の嗄声となる．口唇，舌の過剰な緊張によりなめらかな動きは失われる．舌は一塊となり舌内部の分離的な運動は困難となる．

2） 低緊張

　姿勢トーンが正常範囲を逸脱して低くなりすぎる場合がある．核上性の障害の特徴として筋緊張の亢進が上げられるが，筋緊張の亢進のみならず低下も同様に生じる．身体部分のなかで緊張の過剰な部分と低下している部分が混在する．

　持続的な緊張が得られない場合，運動は生起しない．筋の活動性は失われ弱々しい動きとなる．呼気の産出において横隔膜－腹筋群のトーンが低い場合は安定した持続的な呼気が困難となる．口腔器官の緊張が亢進しているときのみならず，低下によっても口腔の分離的な運動が困難となる．舌の内部のトーンを微妙に変化させることで舌尖，舌縁を形成し舌前方の構音は可能となる．舌の粗大な運動は可能であっても，舌内部の微妙なトーンの調整ができないと，全体的にぽってりした舌となり舌前方の構音が実現できない．

　姿勢トーンが低下した状態で一定の肢位を取り続けると，筋繊維が短縮し結果的に可動域の制限が生じる．

2.2. 正常な相反神経支配

　運動がなめらかに実現できるためにはトーンが筋群に適切に分配されなければならない．中枢神経系の役目はある目的の運動を実現するために多くの筋群への出力を調整することにある．主動作筋と拮抗筋あるいは協同筋との間の協調的なトーンの分配を相反神経支配と呼ぶ．

　ある運動をなめらかに行うためには，主動作筋と拮抗筋はバランスをとりながら徐々にその出力の割合を変えて行かなければならない．たとえば持続発声をする場合，吸気筋の出力と呼気筋の出力の度合を徐々に変化して行くことでなめらかで持続した発声が可能となる．また吸気筋と呼気筋の働きを素早く切り替えて行くことで，細かい呼気のコントロールが可能となる．

　失調症では主動作筋と拮抗筋との間のなめらかな調整，切り替えが困難になる結果，段階づけられたコントロール（graded control）ができず突発的な運動になりやすい．

　このような筋群の間での協調的な活動は主動作筋と拮抗筋の間のみではなく，主動作筋と協同筋の間にも働く．一般的には遠位部の運動性（mobility）が保証されるためには近位部に適度な安定性（stability）が必要である．

　たとえば下顎が細かく開閉できるためにはより近位の頸部が安定し頭蓋骨を支えている必要がある．また舌の細かい運動が高速で行えるためには下顎の安定性が必要である．

相反神経支配のバランスが崩れた結果，主動作筋と拮抗筋が双方同時に過剰に収縮する場合がある．たとえば口輪筋と口唇を外側に引く筋群が同時に活動すると，口唇は半ばすぼめたような形のまま歯に張り付いた形になる．口唇を閉じる方向にも開く方向にも運動が起きなくなる．

遠位の筋と近位の筋の関係では，頚部全体が過緊張状態になっている症例で，近位部にあたる頚部が過剰な固定をしめすのみならず，遠位にあたる下顎の筋群も過剰に収縮し，下顎は後下方に引かれぎみとなる場合がある．この結果，細かな下顎の運動は困難となる．

2.3. 正常で多様なパターンの組合わせ

正常な中枢神経系のもうひとつの特徴は，身体の各部位の動きを自由に組み合わせることができることにある．とくに手指，口腔のように可動部分が多く自由度の高い器官では，各部位の動きの組み合わせにより無数の運動パターンをつくり出すことができる．手指による巧緻的な操作能力と口腔器官による複雑な構音能力は，人間をここまで進化させた最大の要因である．

運動パターンの組み合わせを/pa/の産出を例に考えて見る．通常/pa/を産出するためには，適度な下顎の下制のもと，口唇を閉鎖し口腔内圧を高める．このとき口唇は下顎の動きに独立に閉位を実現できる．/pa/の直前の母音が何であるかにより下顎の開き具合は異なるが，どのような母音が直前に来ても，/pa/を実現させる時には下顎，口唇は協同的に働き口唇の閉位を実現する．

中枢神経系の障害により構音器官の多様なパターンの組み合わせが行えなくなる．この/pa/の発音の場合，頚部，下顎，舌が強い全体的なパターンに支配されると，下顎が後下方へ引かれ，口唇も緊張のため側方へ引かれる．/pa/の構音では，下顎が開いているにもかかわらず口唇は閉じる方向へ動いてこなければならないが，下顎に対して口唇を分離的に閉鎖の方向へ動かすことが困難となる．また/pa/産出時に，下顎が過剰に下制する場合もある．この結果/pa/を産出しようとしても口唇が閉鎖できない．

運動障害が体幹，頚部の広い範囲に及ぶ場合は，体幹頚部の異常な姿勢緊張や姿勢運動パターンが，口腔，喉頭の運動に影響を与える．たとえば体幹が強く屈曲する場合，頭部を挙上しようとすると，後頚部を短縮させ顎を突き出すようにならざるを得ない．この時，下顎下制方向に対しての痙性を有する場合は，このような屈曲優位の姿勢が過剰な開口を誘発する．

運動パターンの組み合わせが自由に行えるということは口腔領域の器官間のみならずひとつの器官のなかにも観察される．これは舌のような自由度の高い器官では著明である．/t/の構音では舌縁のトーンを高め口蓋と接触させ逆に舌の中央はくぼませる．/s/ではさらに舌尖のみを口蓋から解放する．

2.4. 正常姿勢コントロールメカニズム

　健常者が日常生活のなかで機能的な活動を行うためには，身体の各部位がおのおの適切な位置関係になければならない．重心の変化が生じると，身体の各部位の位置関係は再調整され，活動のために最適化される．

　椅子に腰掛けてリラックスしているときに，遠くの人に呼びかけるために大きな声を出そうとする場合を考えて見る．その人は無意識的に背筋を伸ばし，やや顔を上げながら声を出すであろう．さらに不十分なときは，立ち上がって声を届かせようとするかもしれない．

　大きな声を出すためには，十分な吸気量と適切な呼気の支えが必要になる．それを実現するためには脊椎を伸展させ胸郭が広がる肢位を確保しなければならない．また呼気をコントロールして大きな声を出すためには，声帯が適切に内転することと，呼気筋と吸気筋との間での協同的な筋活動が必要になる．適切な筋活動を実現するためには，座位でリラックスした肢位よりも直立位になる方が横隔膜と腹筋群の筋活動は高まりやすい．また声門の閉鎖も得られやすくなる．

　ある活動をしようとしたときわれわれが意識するのは，食物を口に入れようとすること，大きな声を出そうとすることだけである．われわれは活動の目標は意識するが，それを実現するための体の部分部分の運動については意識していない．中枢神経系は，無意識下に当該の目標に向かって，全身の筋の活動を変化させ体の各部位の位置を最適化させる．活動以前に筋活動が目的的にセットされることは postural set と呼ばれている[9]．

　このようにある活動のために身体各部位は常に機能的な位置関係を保つ必要がある．また活動によって起きる重心変化にたいして，新たな平衡関係を作り出し体を安定させることが，活動を円滑に進めていくためには必須である．体幹の地面に対しての角度はリラックスしているときと大声を出そうとしているときでは変化するがそれにともなって頭部の体幹に対しての角度は微妙に変わり頭部を地面に対して垂直にするように機能する．

　発声構音に限らず，歩行，対象物を視覚的に認め，上肢によって操作する時など人間が機能的な活動を行う場合，重力のなかで身体各部位の位置関係を適切に保ち，重心の変化に対応していくことが基盤となる．このような自律的な姿勢の調整機構のことを正常姿勢コントロールメカニズムと呼ぶ[10]．これは頭部，体幹，四肢の相互の位置関係，また重力に対しての位置を適切に整える立ち直り反応と，重心の変化に対応する平衡反応に代表される．

　中枢性姿勢コントロールメカニズムが機能しうるためには上述の正常姿勢トーン，正常な相反神経支配，多様な運動パターンの組み合わせが必要である．

2.5. 代償

　中枢神経系は損傷を受けた後，環境に適応しようとしてさまざまな方略を講じる．そのような回復への活動は，細胞レベルでの修復機能からニューラルネットレベルでの代償機能，機能的活動レベルでの非麻痺側の代償などにみられる．これら脳損傷後の中枢神経系の変化は機能的活動に有利に働くとは限らず，機能的に不利な方向への変化をもたらす場合がある．多くの症例で痙性は発症直後は少なく，数カ月の間に増大してくる．このことは中枢神経系の変化が不適切な方向に進んだ結果と考えられる．

　機能的活動のレベルで麻痺側の不安定さを代償するために非麻痺側を過剰に固定し，結果的に非対称的な状態に陥ることも代償が不適切な方向に働いた結果と考えられる．

　患者の示す臨床像はその患者のこうむった損傷と環境の相互作用の結果である．治療の目標は，治療的なかかわりを通して中枢神経系にとっての環境を変化させることで，その修復過程の最適化をはかることにある．

2.6. 随意的運動（voluntary movement）―自律的運動（automatic movement）

　日常の活動のなかで，われわれは運動の開始，運動の到達点については意識しているものの，その運動の過程では運動を逐一意識することは少なく，運動は自律的（automatic）に行われる．運動の開始，遂行過程，目標到達のすべてにわたって意識化しているような随意的運動はまれである．日常の活動は随意的な要素と自律的な要素が混合しており活動の性質によりその割合は変化する．

　口腔領域を例にとって考えると，咀嚼嚥下のような反射的，自律的な活動から，口形模倣のような随意的なものまでさまざまな範囲の運動がある．構音運動はこのなかで自律性の高い運動と考えられる．

　運動の障害を考えた場合，これらさまざまな運動を実現させる神経機構の違いと，損傷部位との相互作用の結果，随意的運動と自律的運動の間にさまざまな程度で乖離が生じる[11]．同じ運動要素をもつ活動であっても，随意的には運動の遂行が困難であるが，自律的には実現可能な場合もある．過度な随意性を要求することで痙性を増大させてしまうこともある．

　評価治療を考えた場合患者に要求している運動がどのような性質を持つのかを考えることは重要である．中枢神経系疾患のリハビリテーションでは随意性の強い運動を要求することは注意しなければならない．

　実際の評価においては以上のような運動障害の特徴をふまえて，発声発語に関与する器官の運動障害の特徴，それによってもたらされる諸機能の障害について評価する．発声発語は呼気の産出，音声への変換，構音・共鳴のプロセスに従い評価するが，同一の器官を使う他

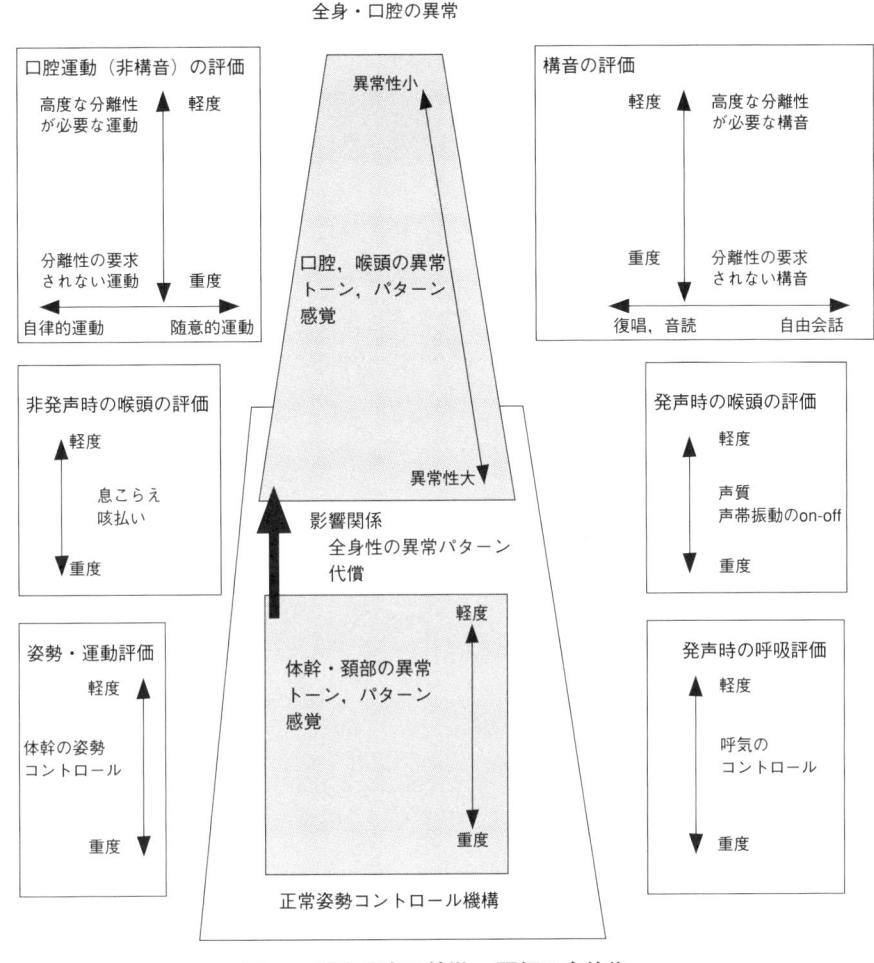

図 2 運動障害の特徴―評価の全体像―

の機能である姿勢のコントロール，摂食，等も評価の要素となる．

運動障害の特徴と評価の枠組みについて図2にまとめる．以下の節では具体的な評価について論じる．

3. 呼吸機能の評価

3.1. 発声のための呼吸機能の特徴

呼気の産出は呼吸器官によって行われる．呼吸器官の本来的な目的はガス交換にある．安静時呼吸は通常，反射的，無意識的に制御され，一定のリズムとパターンで活動が続けられる．生体の内的な状態の変化に応じ，呼吸のリズム，パターンは変化する．また呼吸を随意的にコントロールすることも可能である．

安静時呼吸においては吸気と呼気の時間比は1：1.2程度である．呼気は胸郭の弾性復元力により生じ，呼気筋による積極的な筋活動は生じないとされている．

これに対して発話に用いる呼気のコントロールは安静時の呼吸のそれとはいくつかの点で異なっている．機能的な発話のためにはすばやい息つぎによって発話に必要な量の吸気を確保する．つまり吸気筋による胸腔の拡張は急激に起こる．吸気のあと一定量の発話を持続するために，吸気を効率的に利用する必要がある．吸気筋による胸腔の拡張が生じた後，胸腔の容積を徐々に減少させて行かねばならない．このためには最大まで吸気筋が働いたあとも吸気筋はその活動を持続させる．これは呼吸器の弾性復元力に対抗して徐々に胸腔の容積を減じて行くためである．つまり吸気筋はストッパーの役目を担う．

徐々に吸気筋の活動をゆるめることでなめらかな呼気の持続が可能となる．この胸腔内の容積のコントロール，つまり呼気のコントロールは吸気筋と呼気筋の両者が吸気－呼気すべてのプロセスにわたって協同して行われる[12,13]．

発声時の胸腹部の評価方法を論じる前に健常者が適切な呼気の産出を行えるための身体的な条件を検討する．

1） 脊椎の安定性

胸腔の容積の拡大に関与する肋骨，横隔膜はともに脊椎に連結している．遠位にあたる肋骨，横隔膜の運動が効率的に機能するためには近位にあたる脊椎に動的な安定性がなければならない[5]．脊椎に対して肋骨が分離的に，細かくコントロールされながら運動できるためには体幹各部に姿勢トーンの適切な分配が必要となる．

中枢神経系の障害による姿勢トーンの異常は体幹を構成する筋群の協調的な活動を阻害し，体幹の形態的な異常や機能異常をもたらす．体幹の姿勢トーンが全体的に低下している場合，脊椎を重力に抗して垂直に維持できず屈曲位となり，胸郭もつぶれてしまう．機能的残気量は減少し，胸郭を拡張することが困難なため十分な吸気量も確保できない．

また体幹の屈曲方向へ姿勢トーンが高く，体幹が全体的な屈曲パターンに支配される場合も脊椎を伸展できず，同様に胸郭の容積を確保できない．

2） 胸郭の運動性

胸腔の拡張は，肋骨の挙上にともなう左右径と前後径の増加と，横隔膜の収縮による下方への容積の拡大による．上部の胸郭の拡張がより大きい場合を胸式呼吸と呼び，横隔膜によって押し出された腹部と胸郭下部の動きが大きい場合を腹式呼吸と一般的には表現する．胸式呼吸と腹式呼吸は別のタイプの呼吸ではなく胸腔が拡大する場合どの方向に拡張して行くのかの相対的な問題である（図3）．

健常者の安静時呼吸では下部胸郭と腹部を中心とした胸腹式呼吸を示すことが多い．吸気時に横隔膜は胸腔を下方へ拡大する働きを持つと同時に，下部肋骨を挙上する働きも持つ．これは横隔膜の筋の走行が付着部である下部肋骨の付近では垂直方向に近くなるため，横隔

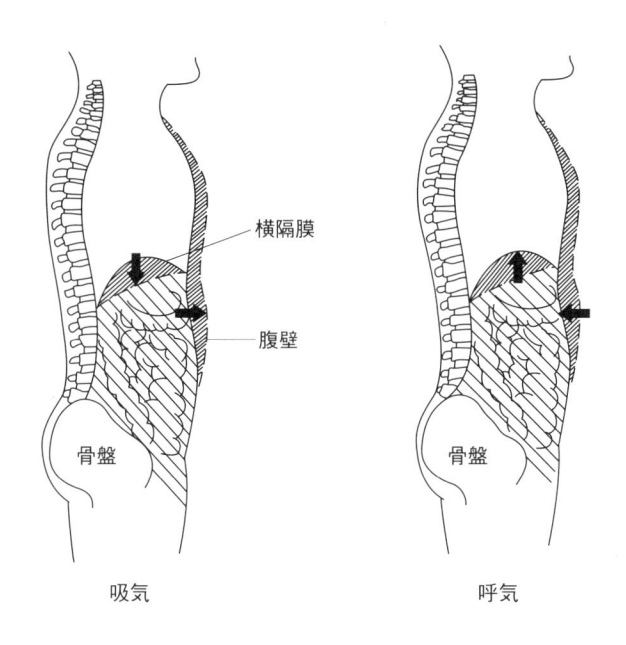

図3　呼吸時の胸腹部の運動[14)]

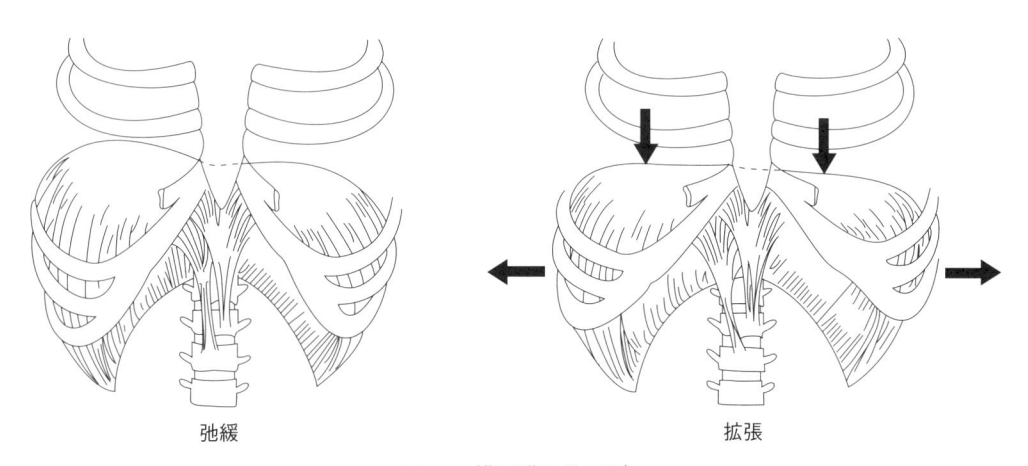

図4　横隔膜の作用[14)]

横隔膜が収縮することにより
1) ドームが平坦化し胸腔の上下径が増す．
2) 下部肋骨を引き上げることで胸腔の左右径が増す．

膜の収縮が下部肋骨の挙上に作用するためである[15)]（図4）．肋間筋や他の補助呼吸筋は胸郭を安定させ，横隔膜による胸空内圧の変化を助ける働きを持つ[16)]．

　中枢神経系の損傷によりさまざまな理由で胸郭の可動性が失われる．前述のように体幹の姿勢トーンが全体的に高い場合は，肋骨に付着する吸気筋としての肋間筋，その他の補助呼吸筋のトーンが過剰に高くなる．また同時に胸郭を下方に引き下げる働きをもつ腹筋群も過剰に収縮すると肋骨は挙上方向にも下制方向にも運動が制限される．

　体幹の姿勢トーンが低い場合でも胸郭の可動性がないままに長時間が過ぎると，筋の粘弾

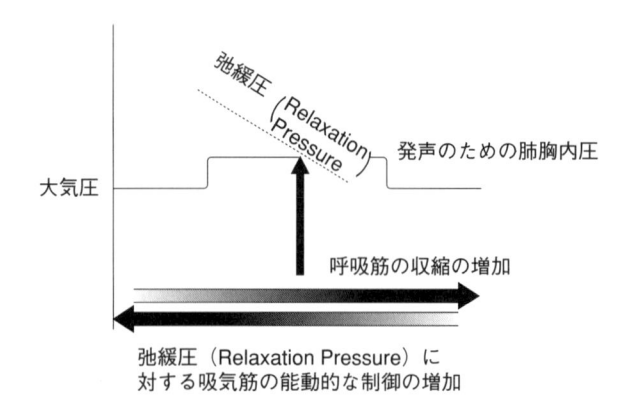

図5 発話のための呼気のコントロール[14]

性がうしなわれ結果的に胸郭の拘縮が生じる[17].

　痙縮，固縮のような神経学的な異常によるもの以外にも，下部体幹の不安定性を代償するために上肢，体幹上部の緊張を高め安定を得ようとする場合がある．失調症ではこのような特徴が著明である．この状態が持続し，体幹上部をリラックスできなくなる．

　以上のように胸椎に対して肋骨を分離的に動かすことが困難になると姿勢の変化，たとえば重心の移動や体軸の回旋にともなう体幹の分節的な運動にも支障を来たす．

3) 横隔膜と腹筋群との間の協調的な活動

　発話における呼気持続にとって必要な要素は横隔膜と腹筋群との協調的な活動である．横隔膜は吸気にとって最も重要な筋であるが横隔膜が機能するためには腹筋群の活動が必要である．横隔膜は胸腔の下面を形成する．横隔膜が機能的に働くためには横隔膜の腱中心が挙上位で固定されドームが形成される必要がある．これは腹筋群の活動により内臓を介して横隔膜を上方へ押し上げることで実現される．

　このように腹筋群は呼気筋として横隔膜の拮抗筋の作用のみならず吸気における横隔膜の協同筋としての作用もある[15]．このような横隔膜－腹筋群の拮抗－協同作用が正常に機能することで胸腔の容積を徐々に減少させたり，アクセントをつけたり，急激に減少させたりといったコントロールが可能になる．発声時の吸気－呼気の全過程において横隔膜と腹筋群は協同して活動する（図5）．

　腹から声を出す，お腹を使って歌うなどという表現をわれわれは日常的に使うが，これはとりも直さず，腹筋群と横隔膜による呼気の支えを表現しているものと思われる．

　脳卒中患者の呼吸能力は健常者に比べ低下している[18]．換気能力に関して呼吸障害を呈するほど重篤な問題には至らないが，換気能力の低さは片麻痺でよくみられる易疲労性の原因のひとつであると考えられている．

　音声は呼気の産出と喉頭での音声への変換というふたつの要素から成り立っている．たとえば声の大きさは胸声区では呼気圧と声門抵抗の増加と直線的な関係にあるとされている．

つまり呼吸器の働きにより呼気圧を高め，その圧にみあうように声門をつよく閉じることにより声を大きくすることができる．一方運動性構音障害による声の小ささの場合，呼気圧の低さ，つまり呼吸器により適切な呼気圧を産出できない場合にも生じうるし，声門抵抗が低い場合，つまり気息性嗄声が強い場合などにも声の小ささとして聴取される．

また発声持続を決定する要因も吸気量の他に呼気圧と声門抵抗の調整が大きな役割を演じる．吸気量が少なければ当然持続は短くなるが，同じ容量を保持していてもその息を瞬時に使い切ってしまう場合と，徐々にコントロールしながら出す場合では発声の持続時間は異なってくる．声門抵抗が低すぎる場合には同じ呼気圧では呼気流量が大きくなり発声持続は短くなる．このため発声持続を規定する要因は，肺活量の大小だけではなく，呼気をどのようにコントロールし効率よく使用できるかといった，呼吸器と喉頭の協調性が同時に関与する．

持続発声だけではなく，実際の発話を考えた場合，喉頭と呼吸器の協同的な働きはより複雑である．たとえば声の高さの変化は主に輪状甲状筋による声帯の前後径の伸長と甲状披裂筋による声帯の張力の変化によってもたらされるが，二次的要素として声門下圧の大きさによっても影響を受ける[19]．

さらに声の質についていえば，声質を決定づけるのは声帯の振動の状態である．両声帯がどの程度内転し接触するかは，ひとつは内喉頭筋の筋作用による内転の程度，声帯筋の張力といった喉頭自体の要素が関与する．もうひとつは呼気流量の多さであり，呼気流量が多いほどベルヌイ効果がより強く働き両声帯は接触しやすくなる．

呼吸器と喉頭は協同しながら音声を産出するが，運動性構音障害の音声の問題を考えるとき，そのどちらかが，もしくは両方が音声の障害の原因になる．適切な治療のためには，このふたつの機能がおのおのどの程度の能力を持つのか分離して考えることと，どの程度協同して働けているのかを評価する必要がある．

3.2. 評価の概要

聴覚印象上の評価では発声持続時間の短縮や発話特徴の上で声の小ささ，無力性嗄声，不自然に発話がとぎれるなどの項目が呼気産出のコントロールの問題を示唆する．前述のようにこれらの問題は喉頭のコントロールとも密接に絡まるため，喉頭の能力に配慮しつつ呼気の産出能力の評価を行う．

呼吸機能のみを対象とする評価としては，スパイロメーターを用いた肺活量，時間肺活量などの換気能力の測定がある．空気力学的検査では呼気流率，声門下圧，声の強さを同時測定できる機器が開発されており，発声時に呼吸器によって産出された呼気がどの程度効率良く音声エネルギーに変換されているかが喉頭効率として測定される[20]．

呼吸運動の運動動態を調べる方法としては，ストレンゲージやマグネットメーターを使用して胸壁，腹壁の運動をモニターするものがある．

3.3. 臨床的な評価

1) ブローイング

発声持続は呼気のコントロールと喉頭調整のふたつの能力が関係する．声門の閉鎖が不十分で息漏れが多いときにはロスが多く，発声持続が低下してしまう．このため純粋に呼気のコントロールの能力を見るためには声帯の関与をなくした状態でどのくらい呼気がコントロールできるのかを見る．

臨床的に簡便な方法として，ブローイング課題がある．Netsell 等は発話に必要な呼気圧をコップにストローを差して目盛をふった簡便な装置で測定することを提唱している．臨床的には 5cm の水圧下で 5 秒以上ブローイングができるなら発話にとって最小限必要な呼気の支えがなされていると判断する[21]（Netsell と Hixson の 5 for 5 ルール）．

2) 無声子音の持続

無声子音の/s/を持続して産出してもらう．最大吸気のあとの/s/の呼気持続は成人男子で平均 30 秒，成人女子で平均 20 秒である[22]．これらの方法は簡便ではあるが，鼻咽腔閉鎖不全や口腔器官の運動障害のために口唇閉鎖，舌による狭めが作れない症例では注意を要する．

3) 母音の持続

母音の持続発声を評価する．呼気持続は成人男子で平均 30 秒，成人女子で平均 20 秒である．運動性構音障害の患者では発声持続の短縮は良くみられる．10 秒以上の持続時間があれば文章レベルでの発話には支障を来たさない．

このときブローイング，無声子音の持続の結果との比較検討を行うことが大切である．

4) さまざまな発声様式

たとえば/ha//ha//ha//ha/というように音を切るようにすること，このときの腹部，横隔膜が素早く反応するか，また自由会話時の腹部，横隔膜の活動様式も観察する．吸気が十分に起こり，段階的に呼気が産出されるかを見る．

5) 視診，触診による評価

発声時もしくは非発声時の呼気産出に問題がみられるならば，それをもたらしている呼吸器の動態を評価する．

呼吸運動の動態を評価するためには機械を用いる以外にも，視診，触診により発声時の胸壁，腹壁の運動を観察する方法がある．

まず呼吸時体幹のどのような部位がどのようなパターンで動くのかを評価する．評価は視診と触診からなる．身体の状態を把握しやすいように患者には上半身の服を脱いでもらうか

薄着になってもらうのが望ましい．

(1) 視診

座位姿勢　座位の能力，つまり座位姿勢の保持や座位でのバランス能力は呼吸のための体幹を評価する手がかりとなる．

座位での骨盤の肢位は，座位姿勢全体を決定づける．骨盤の位置が歪んでいる場合，脊椎の形状に影響を与える．健常者は骨盤を座面にたいして垂直に起こし体幹を直立させることができる．これに対して，骨盤が極端な後傾位をとると腰椎の後彎が生じる．一側の骨盤の後退にともない体幹の非対称性が生じる．

呼吸パターン　呼吸の吸気相－呼気相のどのタイミングで胸部，腹部のどの部分がどの程度動くか観察する．肋骨下縁から腹部にかけての動きと上部胸郭の動きを比較する．

呼吸は安静時呼吸，持続発声，会話時に分けて観察する．持続発声で「なるべく長く出して下さい」と指示すると努力性に胸郭を引き上げ深呼吸様のパターンになる場合が多いので，通常の会話時の動きとの差を確認しておく必要がある．

(2) 触診

骨盤－体幹，脊椎の動的な安定性　評価者は左右の手で腰椎と胸骨を保持し，骨盤－脊椎が中間位となるように誘導する（図6）．骨盤が後傾し腰椎が後彎している場合でも，もし正常な姿勢トーンをもっているなら操作により楽に骨盤－脊椎を中間位に誘導できるだろう．中間位が可能ならば，そこから評価者は骨盤の細かい前後傾の動きを誘導する．このような重心の変化に対して姿勢トーンを調整し，姿勢をコントロールする能力が，発話のための胸郭－腹部の協調した運動の基盤となる．

両側性の障害，もしくは急性期の障害で全身の姿勢緊張が低下しており，体幹を亢重力的に伸展させ座位を保つことが困難な症例では，ベッド上や治療台での端座位は困難である．介助して座位に起こしてくると，みずからでは体幹を保持できないために介助者は手を離すことができない．評価者が体幹の伸展を誘導しようとしても，骨盤は後傾し腰椎は後彎したま

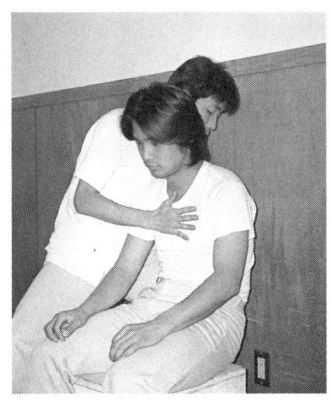

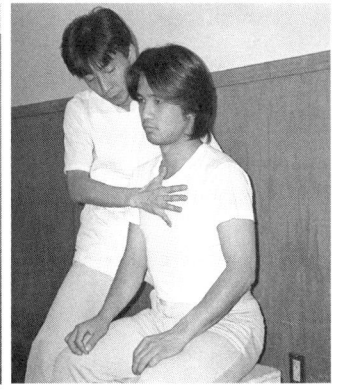

図6　前後方向への重心移動

まである．操作に対して体が軽くなる感じはなく，患者の体の重さを感じてしまう．この状態から骨盤−脊柱を前後，左右方向へ誘導してもその方向へたやすく崩れる．

またこのような状態が長期に続き骨盤周囲の可動性が欠如している患者では二次的に筋の短縮が生じ操作しても抵抗が強く，誘導することができない場合がある．

これとは逆に両側性に姿勢トーンが過剰に高いケースでは，端座位では骨盤が後傾し腰椎は後彎する場合が多い．このタイプの特徴はトーンが高いために骨盤周囲の可動性が失われていることである．骨盤にたいしての大腿，また骨盤にたいしての腰椎の可動性が欠如しているため，骨盤−脊椎は一体化している印象を受ける．

骨盤−脊柱を中間位へ誘導しようとすると，固く強い抵抗を感じる．座位を介助しているときは姿勢トーンが低いケースのように体重全体がぐったりもたれかかってくる印象はない，体幹はその形で固まったようになるため，左右前後への誘導に対しては固く動かないか，そのままの形で倒れてくる．多少バランス能力のみられるケースでは狭い範囲の重心移動に対しては対応が可能である．

肋骨の可動性　評価者は左右の下部肋骨を保持し体幹を左右−前後方向へ誘導する．評価者の誘導に応じて左右への重心移動が生じ，加重側の体幹が立ち直る動きがみられるか，またそのような動きのとき肋間にも同様に動きが生じているかを評価する．このとき評価者は指を肋骨と肋骨の間に置くようにすると，加重側の体側が伸長しそれにともない肋骨の間隔が開いていくのが触診できる（図7）．

姿勢トーンの低い症例では重力に抗せず脊椎は後彎する．肋骨は脊柱が中間位にあってこそ挙上と前方/側方への運動が生じる．胸郭がつぶれている状態では吸気時にも体幹の重さに打ち勝って胸郭を拡張することはできない．操作に対しても重心の変化に対応できないため，肋間の動きは感じられない．他動的に動かすと肋骨に動きがみられる場合と，陳旧例では二次的な筋の短縮のため動きを感じにくい場合がある．

姿勢トーンの高い症例では下部肋骨を保持して直接操作すると，胸郭に柔軟性が感じられ

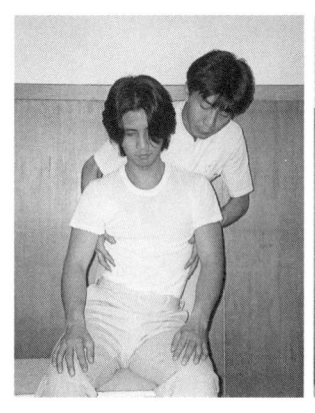

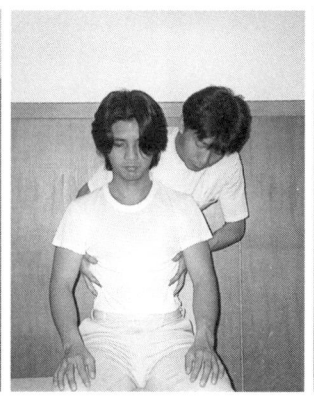

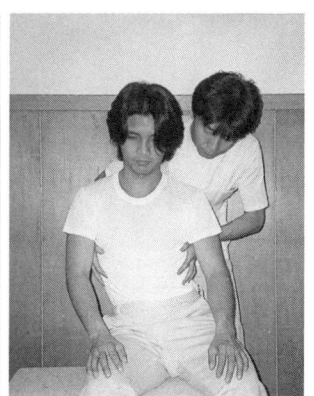

図7　左右方向への重心移動

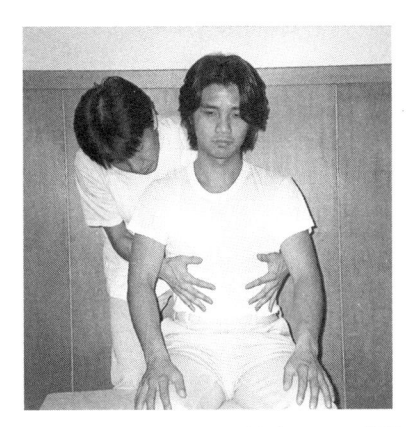

図8 呼吸パターンを触診により確認

ず，固く一枚の板のような印象を受けることさえある．肩甲骨も胸郭に張り付いたようになり，運動が困難になっていることが多い．肩甲骨，上腕に付着する大胸筋，広背筋のような広い筋肉も胸郭に張り付き可動性を損なわせている．

呼吸時の横隔膜と腹筋群の協調性 評価者は両手指を肋骨下縁から腹部にかけてあてがう（図8）．この位置でまず呼吸のパターンが確認できる．安静時呼吸にあっては胸腹部の能動的な拡張－吸気，弾性復元力による胸腹部の収縮－呼気のパターンが確立されているか．また発声時には素早い拡張と支えをもった段階的な収縮が行われているか評価する．

われわれは横隔膜を直接触診することはできない．しかし肋骨下縁の下方の腹部を触診していることで，どのくらいの圧で腹部が外側に押し出てきているのかを触診できる．また下部肋骨が上外側に拡張していくのかもわかる．これらの動きによって横隔膜の運動を間接的に知ることができる．

安静時の腹筋群のトーンは触診によって感じることができる．また持続発声において呼気筋としての腹筋群の活動が漸増することを感じることができる．

横隔膜－腹部のトーンが低い症例の場合は，肋骨下縁～腹部を側方より触診すると胸郭の拡張はわずかか，場合によっては感じられない．安静時呼吸の吸気時には横隔膜による腹部の拡張は弱々しい．患者によっては能動的な吸気相がみられず，呼気時に積極的に腹筋群が働き腹部が収縮し息を出し，吸気時には吸気筋の積極的な活動の感じられない症例もある（呼気優位のパターン）．

発話時も同様で，積極的な腹部，肋骨下縁の拡張は起こらない．呼気の支えはほとんど感じられず，呼気相は一瞬のうちに終わってしまう．このような症例では腹筋群による腹部の支えも横隔膜による胸腔の拡張作用も減退している．

姿勢トーンの高い症例では側方より肋骨下縁～腹部を触診していると胸郭の拡張はみられないかわずかである．腹筋はトーンが高い場合も低い場合も有り得る．腹筋は下部肋骨を下方へ固定する作用があるため，腹筋のトーンが過剰に高い患者はより胸郭の運動性が欠如することとなる．

安静時，胸腹部を触診していても吸気の動きはあまり感じられない．発話時には吸気が大きく生じず逆にすぐに強制的な呼気相になる．腹筋，内肋間筋は過剰に収縮し，しぼり出すように呼気がなされる．同時に大胸筋，広背筋なども強く収縮し肩甲骨が下方へ押し付けられるようになることもある．

表2に呼吸・発声異常の典型的な例を示す．これは典型例であり，実際の症例では呼気のために必要な要素，呼気パターンの異常性にさまざまな組み合わせ，中間形がありえる．

6) 介入しながらの評価（徒手的な操作）

徒手的な操作を加えることで呼気産出がどのように変化するかを観察する．

体幹の低緊張のために呼気のコントロールが困難な場合，発話の特徴としては呼気持続の低下，声の小ささがみられ，無力性嗄声，気息性嗄声，時に失声を合併することがある．

このような症例では後方へリクライニングした半仰臥位で発声を試みる．空間で体幹をコントロールする能力がない場合，半仰臥位にし体幹が外的な安定性を得ることで発話のための呼気産出が改善する場合がある．このような症例では，車椅子にすわっているときは声がでないが，ベッドで横になっているときの方が声が出やすいということもしばしば経験する．

さらに半仰臥位で評価者は患者の腹部全体を両手で包みこむようにし，腹圧がかかるように操作する．この状態で発声を行い操作なしの状態と変化があるか観察する．このとき気をつけなければならないのは，他動的に腹部を圧して強制的に呼気を産出するのではなく腹筋群－横隔膜のトーンが高まるように操作を加えていく点である（図9）．

座位がある程度可能な症例の場合は側方から腹部を包み込むように操作し体幹の安定と腹部－横隔膜の活動の両者を促進する．また立位が安定している場合は立位にしたほうが腹部－横隔膜の活動が高まりやすい場合がある．

姿勢トーンが高い重症例では側臥位，半仰臥位もしくは前方へもたれた姿勢で操作を行う．骨盤から体幹にかけて動きを引き出すように操作し，トーンの低下を図る．このうえで動き

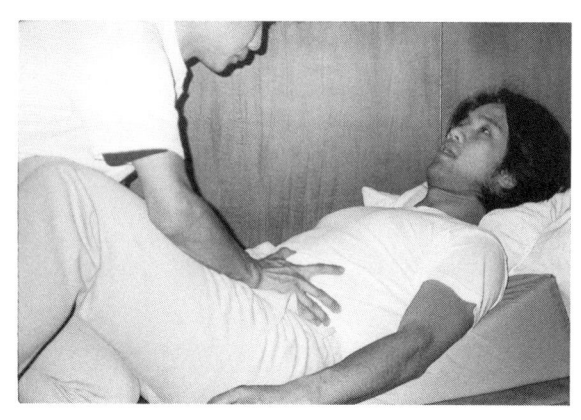

図9　腹筋－横隔膜の活動の促進

表 2　脳卒中，頭部外傷後の典型的な呼気の問題

体幹の姿勢緊張	全体に高いタイプ	全体に低いタイプ	体幹下部が低いタイプ	動揺がみられる
	仮性球麻痺 四肢麻痺	急性期の四肢麻痺，脳幹障害 (失調症の合併もありうる)	片麻痺，軽度の四肢麻痺	失調症
骨盤ー脊柱	トーン↑↑ 下肢，骨盤，腰椎可動性↓	トーン↓↓ 骨盤後傾，腰椎後彎 安定性↓	トーン↓ 安定性↓	トーン↓・動揺 下部体幹不安定
胸郭（胸椎）	トーン↑↑・運動性↓	トーン↓～↑	上肢の過剰固定，トーン↑ （代償的な固定）	体幹屈曲位 後方への押し付け
横隔膜ー腹筋	腹筋のトーン↑↑	腹筋のトーン↓ 横隔膜の活動性↓	腹筋のトーン↓ 横隔膜の活動性↓	横隔膜－腹筋の協調性↓ 段階的なコントロール↓
呼気パターン	努力性の呼気 呼気相優位 発声持続↓	弱い呼吸 吸気，呼気ともに↓ 発声持続↓	胸郭の運動↓ 呼気相優位 発声持続↓	呼気の揺れ 爆発的な呼気

表には典型例を示してある．実際にはこれら典型症状のさまざまな組み合わせが存在する．

に合わせるようにして発声を誘導する．吸気時に胸郭の動きがみられるようになるかを観察する．座位のなかである程度胸郭の運動が得られる場合は，座位で胸郭を操作しながら発声を行う．

失調症の患者には体幹の下部は不安定で重心の変化に対応できず，代償的に両上肢で机，椅子などにしがみつき体幹上部が高緊張となっている場合がある．このような症例では体幹上部に可動性をもたらすことと，体幹下部をより安定させることの両方のアプローチが必要となる．

評価者は姿勢，トーン，発声課題をいろいろ変化させることで患者の持つ問題を正確に把握し，治療の方向性とスタートすべき位置を見つけだす．

4．発声の評価——喉頭のコントロール——

産出された呼気は声帯により音声に変換される．ここではそのプロセスを便宜的に呼気の産出と喉頭での音声への変換に分離して考えるが，実際は呼気の調整と喉頭の調整は不可分の関係にある．

運動性構音障害では喉頭のコントロール，呼気産出能力の両方に問題を持つ場合が多い．臨床的には聴取される音声の異常にたいして，どちらがどの程度関与しているのかを判別していくことが必要となる．

4.1．評価の概要

1) 聴覚印象上の評価

声の聴覚印象上の評価では本邦では音声言語医学会による運動性構音障害の話しことばの特徴抽出検査による評価が一般的であり，声質，声の大きさ，声の高さ，等の項目を5段階評定で評価する．

脳卒中後の運動性構音障害ではさまざまなタイプの声質の異常が報告されている．Darleyらは痙性構音障害の音声の可聴徴候として粗糙声質，絞扼努力声質が高い割合でみられたとし，その原因として声帯筋の緊張亢進状態を指摘している．また約半数から気息声質をも聴取している[23]．福迫らも痙性構音障害の嗄声の特徴としては粗糙性，気息性，努力性の順で異常度が高いことを示している[24]．

2) 音響学上の分析

音声の物理的な側面である声の高さ，強さに関しては物理量としての測定が可能である．声の質に関しては従来音響分析により評価がなされてきた．声質の異常に対して振幅の揺らぎ，周期の揺らぎ，雑音成分などと嗄声の関連が指摘されている[25-27]．

3) 声帯の運動の評価

　以上のような聴覚印象上，音響上の異常をもたらす原因としての声帯運動の異常を評価する．発話のプロセスのなかで，呼気の産出，構音は運動の異常を同定，評価することは外部からの観察である程度可能であるが声帯の運動だけは外部からは観察することはできない．声帯の直接観察は喉頭鏡，喉頭ファイバースコピー，喉頭ストロボスコピーなどの検査に頼らざるを得ない．

　運動性構音障害の音声の障害では神経−筋系の障害により喉頭のコントロールが阻害される．筋作用の問題により定常的な声帯振動になりえず，さまざまなタイプの声質の異常が生じる．また二次的に廃用性の筋萎縮が生じることで声帯間隙が広がることもある．病前からの声帯の器質的な問題，また長期挿管例では挿管による反回神経麻痺の合併もありえる．

　仮性球麻痺による声質の異常に対して喉頭ファイバースコープ下の観察ではいくつかの特徴的な所見がみられる．仮性球麻痺の声帯の喉頭ファイバースコープ下の観察では，声帯のみならず仮声帯も強く接近し，場合によっては声帯自体が観察できない場合もある．左右のみならず，被裂部と喉頭蓋が近接し前後径が縮まることもある（図10）．

　このような喉頭全体の歪みと聴覚印象上の異常性との対応関係については不明な点も多いが，喉頭の過剰な収縮下では声質としては粗糙性，努力性の強い嗄声となる．またこのような状態で声帯が弓状の形態を呈し，気息性嗄声となる場合がある．

　健常者の発声時には喉頭内で声帯のみが選択的に接近し声帯の長さ，張力を微妙にコントロールすることで適切な声帯振動が得られる．中枢神経系の異常によりこのような選択的なコントロールが失われ，全体的なパターン，つまり仮声帯を含む喉頭全体が収縮するパターンに陥りやすい[29]．

　運動性構音障害では，聴覚的には粗糙性嗄声として評価される中に，唾液や痰がからんだ

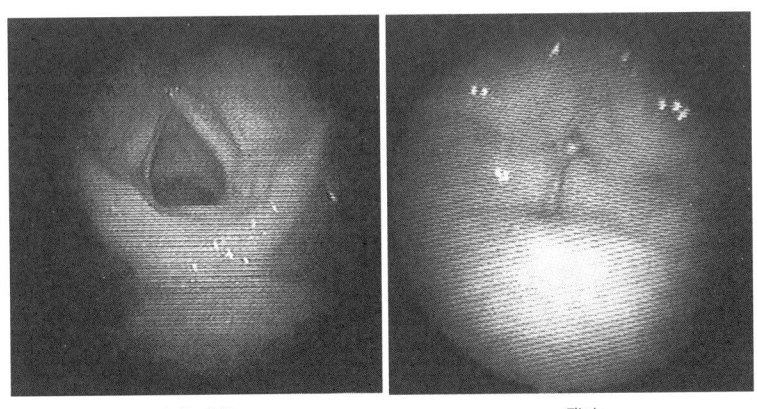

　　　　安静呼吸　　　　　　　　　発声
　　　　　　　　　声門の左右径および前後径の短縮がみられる．
図10　仮性球麻痺症例の発声時喉頭ファイバースコピー

いわゆる湿性嗄声がふくまれる．喉頭ファイバー下の観察では嚥下機能の低下にともない梨状窩から喉頭前庭にかけ分泌物が付着しているのを観察できる．

無力声嗄声の場合，喉頭の状態のみならず呼気の問題が大きく関与する．エネルギーに乏しく呼気流量自体が少ない．また声帯それ自体のテンションの低さも推測される．

4） 神経一筋の生理学的な検査

体幹，四肢の筋と異なり，喉頭のコントロールに関与する筋群は，視診，触診によって評価することはできない．神経筋系の検査としては筋電図に頼らざるをえない．日常的な臨床のなかでは脳卒中後の運動性構音障害に対してこのような評価を行うことはまれであろう．

4.2. 臨床的な評価

言語聴覚士による評価は聴覚印象上の評価が中心となる．音声異常をもたらしている喉頭の状態の情報は治療方針，方法を決定するためには必要であり．耳鼻科医による喉頭所見が得られることが望ましい．これ以外に発声時の条件つまり姿勢，喉頭周囲のトーン，発声課題，を変化させることによる声質の変化は治療につながる情報として有用である．これらの情報を統合することで発声の困難さの原因を仮定し治療への指針をたてる．

1） 評価にあたっての注意点

声質を評価する場合，どのような発声を評価対象にするかが問題となる．GRBAS評価では母音の持続発声を用いることが一般的である．しかし通常の会話時の声質の聴覚印象と母音の持続発声時のそれとは異なる．評価者はどのような課題下での評価なのかを記述する必要がある．

声帯にとって比較的楽な課題は，母音の持続発声のように声帯が定常的に振動し続けることである．これが無声子音を含む発話の場合，声門が頻繁に開放，閉鎖を繰り返すことで，母音部分での定常的な振動が得られにくくなり，嗄声が増強される．

また母音発声だけを例にとって見ても母音の種類で声質が変化することは良く経験する．これは下顎の開き具合，舌，舌骨の位置の変化などによって声帯自体のテンションが影響を受けるためと思われる．

日常の構音下では母音，有声子音－無声子音の絶えざる切り替えが必要になること，母音の変化，ピッチの変化に対応し続けなければならないことから，声帯にとってはより困難な課題状況となる．会話では話しだしと時間が経過した後では声質が極端に悪化する場合を経験する．これは発話努力により当該の筋緊張が過剰に高まり，運動そのものが困難になる場合が考えられる．このような現象は核上性の障害の特徴として四肢体幹にも共通してみられる．

一般的には母音の持続発声と子音を含む構音下では母音の持続発声のほうが楽な場合が多いが，逆の場合もある．母音の持続発声という日常的にはあまり経験したことのない課題を

課せられるため,過度な随意性が課題遂行を困難にし努力性が強まる場合である.このような例では逆に無意識的な構音下でのほうが良好な発声を得られる.

評価にあたっては意識の関与の違いにより声質にどのくらいの違いがあるのかということもポイントとなる.

2) 触診(筋緊張)

中枢神経疾患による声質の異常の原因の多くは内喉頭筋の活動パターンの異常による.われわれは内喉頭筋の筋緊張は知りえない,もしこれを実証的に評価しようとするならば筋電図に頼らざるを得ない.これは日常の言語臨床のなかでは非現実的である.

経験的には仮性球麻痺で粗糙性嗄声,努力性嗄声となり喉頭全体が強く緊張するようなケースでは舌骨上筋,下筋ともに過剰に収縮する場合が多い.完全に対応しているとはいえないが,外喉頭筋と内喉頭筋の筋緊張の間にはある程度の関連性がある.このような現象は治療を考えた場合にある示唆を与えてくれる.努力性の強いケースの場合,頚部全体の緊張が増加したときに努力性嗄声が増強し,頚部全体の緊張が低下した場合に努力性嗄声が弱まることは良く経験する.

外喉頭筋の筋緊張を評価することは治療にとって何らかの手がかりを与えてくれる.評価では舌骨,喉頭の位置,周囲のトーンを触診により評価する.

舌骨,喉頭の位置:舌骨,喉頭は頚部の前面に舌骨上筋,舌骨下筋および靭帯によってその位置を保っている(図11,12).舌骨,喉頭の位置関係は舌骨上筋,下筋の筋緊張の状態によって影響を受ける.舌骨,喉頭が下制している場合には,舌骨上筋,下筋の緊張が全体に低く,下方に垂れている場合と,舌骨下筋の過剰な緊張のために引き下げられている場合がある.

また舌骨の位置が左右いずれかに偏位している場合もある.これは舌骨上筋,下筋の緊張に左右差があるために生じる.

舌骨に指をかけ左右への動きを見る(図13),正常ではある程度の張力をもちながらも左右へ動かすことができる.正常の張力に比較してルーズ過ぎる場合,逆にトーンが高すぎあまり動かない場合がみられる.

下方へ引き下げられている場合,舌骨を指ではさむようにして上方へ引き上げてみる.舌骨上筋,下筋のトーンが低いため下制している場合は,比較的に楽に上方へ引き上げることができる.逆に舌骨下筋のトーンが強く,下制している場合には,引き上げにたいして抵抗があり,重度の場合にはその位置から動かすことができない.

左右差がある場合には偏位側の舌骨上筋,下筋のトーンが高すぎそちら側へ偏位している場合と,逆に非偏位側の舌骨上筋,下筋の緊張が低すぎ偏位している場合がある.

下顎底の触診:下顎底を指で上方へ押すとある程度の張力をもちながらめり込んでいく,ここで感じる緊張はおとがい舌骨筋,顎舌骨筋などの下顎底を構成する筋群とさらにその上方にある外舌筋(舌骨舌筋,おとがい舌筋)のトーンである.

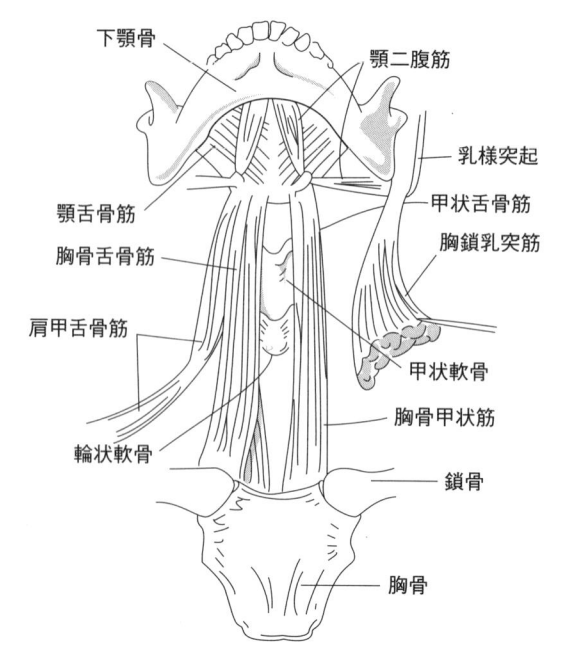

図 11 舌骨上筋，舌骨下筋[30]

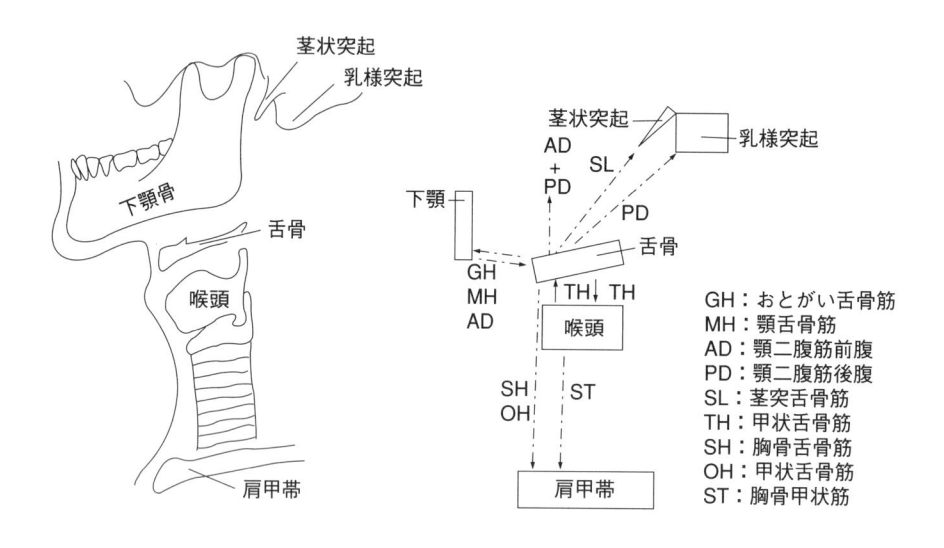

図 12 舌骨上筋および舌骨下筋の機能[30]

GH：おとがい舌骨筋
MH：顎舌骨筋
AD：顎二腹筋前腹
PD：顎二腹筋後腹
SL：茎突舌骨筋
TH：甲状舌骨筋
SH：胸骨舌骨筋
OH：甲状舌骨筋
ST：胸骨甲状筋

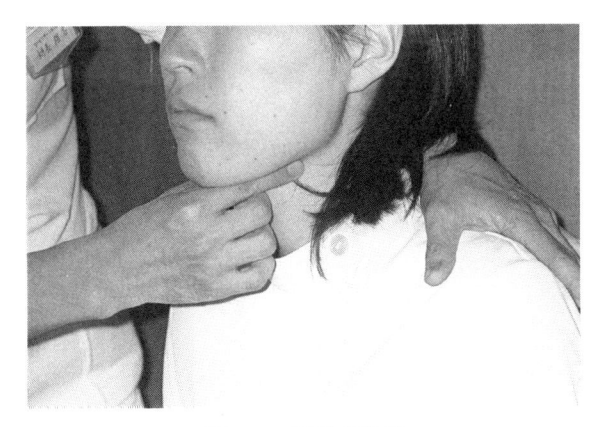

図 13　舌骨の触診

　トーンが高い場合は下顎底を指で上方へ押した場合にも固く指が入らない．下顎底からの触診で緊張の強さを感じる場合は舌骨上筋のトーンのみならず，舌のトーンも高い場合が多い．後述するような方法で舌のトーンも確認して見る必要がある．

3）　発声時の状態

　上述の評価は安静時に行うが，発声時に喉頭周辺がどのように変化するかを観察する．発声開始前はそれほどではなかったにもかかわらず，発声をしだすとしだいに舌骨上筋，下筋の緊張が高まり，喉頭周囲の筋群の筋腹がもりあがって見えることもある．このようなトーンの変化は触診を行うことでより明らかになる．

　体幹，頚部の姿勢トーンが高い症例では，発声にともない喉頭周囲のみならず頚部全体のトーンが高まり，肩甲帯の挙上，喉頭の下制，下顎の下制，頭部の後屈などが観察される．

　このような緊張の変化と対応し聴覚印象がどのように変化するのかを評価する．

4）　姿勢，トーンへの介入

　姿勢，徒手的な操作：前述のように声質は頚部全体のトーンの影響を受ける場合がある．掘り下げた評価として，姿勢，トーンの状態を変化させて声質に影響があるかを観察する．

　頚部全体の緊張が高く，努力性，粗糙性嗄声が強い場合，体幹〜頚部の姿勢トーンを減弱させるよう操作する．

　正常では下顎骨を操作し前方に誘導すると，体幹は前傾し，胸腰椎，頚椎は伸展する．これにともない下顎は前方に突き出すようになり，頚部の前面は伸長する．下顎底，頚部前面のトーンが高いと，このような操作にたいして頚部の前面は伸長しづらく，抵抗感を感じる．

　前後への重心移動に連動させ頭部の前後屈の細かい動きを誘導することで頚部のトーンは低下する．頚部全面の筋のトーンが低下し，後頚部も伸長した状態で頭部を中間位にする（図14）．

　また頭部を一方へ回旋することで，反対側の頚部前面に位置する舌骨上筋，舌骨下筋を伸

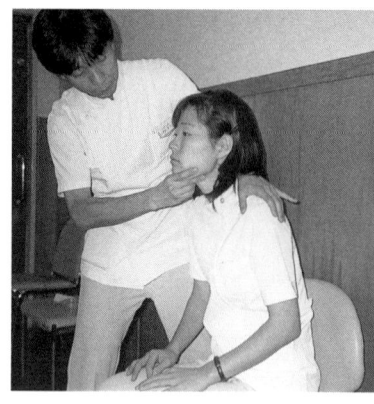

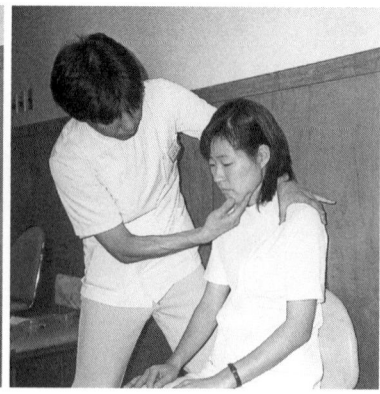

図 14 頚部前面の筋のトーンの調整

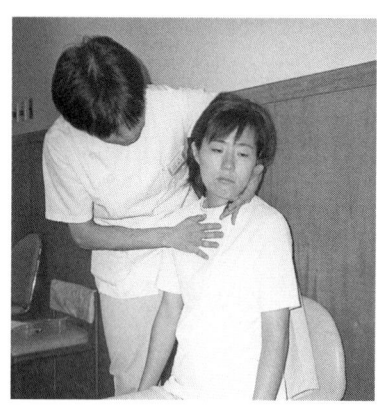

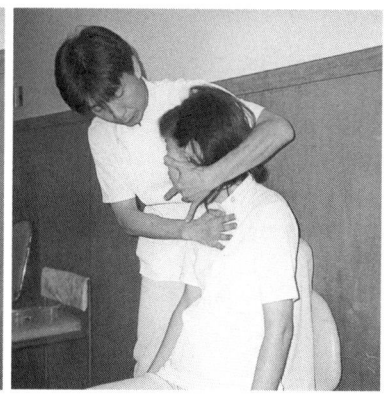

図 15 頚部前面の筋のトーンの調整

長できる．評価者は片手を後頭骨にもう一方を舌骨に置き，回旋を誘導する．しだいに頭部～体幹の動きも誘導し重心移動のなかで頭頚部の動きが協調できるようにする（図15）．

　触診により喉頭，舌骨周囲の筋のトーンの減少が確認できたら，そこで発声を促し，声質に変化があるか確認する．

　体幹～頚部の姿勢トーンが高い場合には，頭部を空間で保持させるのではなく，後方へもたれるもしくは前方へもたれることで頚部全体のトーンを低くすることができる．この状態で発声を促し確認する．

　喉頭周囲のトーンが低く，気息性嗄声，無力性嗄声などの特徴があり，声門閉鎖不全がうかがわれる場合，体幹，頚部のトーンを高めるように操作を加えることで声質が改善することがある．

　体幹の伸展を誘導し，体幹と頭頚部の位置関係を頭部やや前屈位に整える．また前額から頚部に向け徒手的に圧迫を加える．立位姿勢が安定しているなら立位のなかで同様に体幹，頭頚部が安定するようにセットする（図16）．そこで発声を促し，声質に変化があるか確認する．

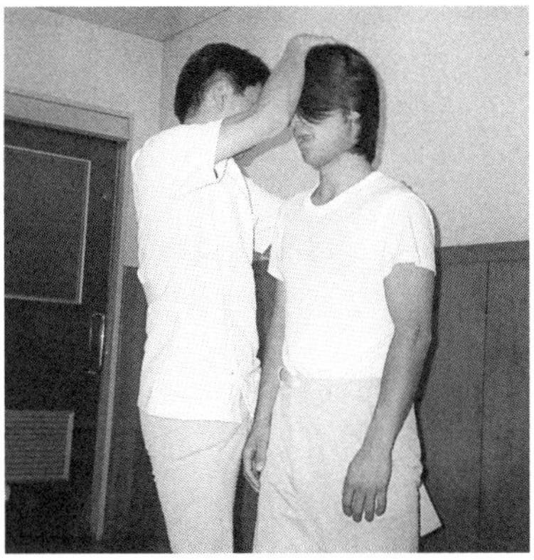

図16　立位での発声，声門の閉鎖を促通

　このような操作により声門の閉鎖が得られやすくなり声質の改善がみられる場合と，逆にこのような操作で努力性や粗糙性が現われてくる症例もある．この場合は声門の閉鎖が過剰に生じている可能性が強いので上述の操作は不適である．

　失調症の発声の特徴として，爆発的な起声，声の揺れ，過剰な抑揚，もしくは抑揚の乏しさ，さまざまなタイプの嗄声が上げられる．これら聴覚印象上の特徴の多くは，失調症の特徴である主動作筋と拮抗筋との間，主動作筋と協同筋との間の段階的なコントロール（graded control）の欠如が発声時の喉頭の運動にも反映したものと考えられる．

　上肢や口腔といった遠位部における失調症の運動特徴は近位部である体幹，頚部が不安定な場合にはより増強される．または不安定な近位部の代償作用として，遠位部である上肢を過剰に固定に利用する．頚部，口腔も過剰固定の結果として可動性に乏しくなることは良く経験する．

　このような場合には近位部を安定させることで遠位部の運動をよりコントロールされたものに変化させる，また過剰な固定を軽減させることが可能となる．発声時，椅座位や車椅子座位のなかで安定した支持面を作る．さらに必要であれば徒手的な操作により体幹の安定性を高める．発声時の振戦やそれにともなう声の揺れが軽減するか否かを検討する．さらに必要であれば喉頭全体を手掌で包込むように保持することで声の揺れや爆発的な起声が軽減することもある．

5）呼気の産出

　前述のように呼気の産出と喉頭のコントロールは不可分の関係にある．声門の閉鎖が過剰な症例でも逆に不十分な症例でも呼気の産出が不適切な場合，声の異常が増強される場合がよくみられる．声門の閉鎖が過剰でかつ呼気の産出が不十分であると強い声帯の閉鎖に抗して声帯を下方から吹き上げるだけの声門下圧が高まらない．このような症例では呼気の産出を介助することで声質の改善がみられる場合がある．

　逆に声門の閉鎖が不十分な症例でかつ呼気流量もすくないとベルヌイ効果が生じにくく，

声帯振動にはより不利な条件が重なる．このような症例にも"介入しながらの評価（48 ページ）"で述べたように呼気の産出を促進することで声質の変化がみられる場合がある．

6) 語音の選択

発声に用いる音の種類により声質の変化があるかを評価する．声門の閉鎖が過剰な場合は，声たてを続けて要求される on-off 課題では声帯の過緊張が増強されやすい．発声持続の後半に行くほど声質が悪化する症例では，掘り下げ検査として on-off 課題を用いることで問題の性質が明らかになる[31,32]．

このような症例では起声が無声子音をともなう場面では楽に発声が可能になる場合がある．このため，ため息をつくような/ha://ho:/の音を試み，声質の改善がみられるか評価する．

気息性が強い症例では，掘り下げのための課題として無声子音を含む音の列を繰り返すことで，しだいに有声化が困難になり気息成分が強くなることが観察される．

このような症例では目指すべき方向は安定した定常的な声帯振動である．母音を要求するより，ハミング/m:/の方が望ましい声を得られる場合が多い．

母音発声の場合は/e//i/のほうが声門の閉鎖を得られやすい．このため声門の閉鎖が得られにくい気息性の強い症例では，他の母音より声帯の振動が得られやすい場合がある．

逆に過剰な閉鎖が推測される症例では/e/, /i/の発声でより努力性が強まることがある．

以上のような介入を行いながら，音声の質が望ましい方向に，もしくは望ましくない方向に変化するかを確認する．このような情報は治療方法や開始地点について示唆を与えてくれる[33]．

5. 構音の評価

5.1. 聴覚印象上の評価

1) 評価の概要

成人の構音に関する聴覚印象上の評価にはいくつかの方法がある．本邦では音声言語医学会による運動障害性構音障害の検査法が一般的である[4]．これは単音節，複音節，単語，文章の検査語リストからなり，音読，もしくは復唱にて検査する．ただしこの検査では，正確に聴取できた語の割合を明瞭度として算定する手続きはとられていない．語音による明瞭度検査（了解度検査）としては伊藤の 120 語の単語セットからなる単語明瞭度検査がある[34]．また舌癌術後の構音能力を評価するために 100 音節リスト[35]，25 音節リストの明瞭度検査も提唱されている[36]．

構音検査では，聴取者が文脈効果をどの程度利用できるかによって結果に差が生じる．文もしくは単語を用いた検査では，ある音節が正確に構音できなくとも前後の音からその単語

を推測することが可能である．このため単語明瞭度（了解度）は音節明瞭度に比べ高い成績が得られ，また発話明瞭度との相関も高いとされている[37]．

単語，文章の検査では，通常の発話速度では不明瞭になる場合でも発話速度を落とすことで明瞭度が上がることは十分に考えられる．また聴取方法として専門家ではなく一般者を聴取者としてその語音を聞こえたように表記してもらう方法がある．これらの検査法は情報伝達に主眼を置いたものであり，障害の disability level に対しての評価という側面が強くなる．

これに対して単音節，無意味語の明瞭度検査は純粋に構音の正確さを問題にしている．また聴取者が専門家であり，構音の歪みを正確に標記する場合などは，より impairment level での障害に対応した評価と考えられる．

構音障害の治療の目標は，実際の発話が他者に明瞭に聴取されることにある．このため，情報伝達の有効性の部分は重要な評価点である．継時的な変化を見るうえでも disability level に対しての評価は落とすことができない．

しかし治療的なアプローチでは構音のどの部分が，どの程度，どのように正常から偏位しているのかという点を系統的に分析しないことには治療の立案はできない．治療のためには impairment level に対応した聴覚印象上の評価も必要である．このため多くの構音検査では構音点，構音様式によって発話を分析できるように評価用の語のセットを選択してある．

2） 臨床的な評価

一連のリストを構音した後，評価者は構音の歪み，誤りの分析を行う．たとえば両唇音すべてが実現できないのなら，口唇の運動が不十分であることが伺われるし，軟口蓋音の省略，高舌母音の歪みがみられれば奥舌の挙上が不十分であることを疑う．構音検査では音素ごとに実現の可否を評価することが一般的である．音素ごとによる分析は理解しやすいが同一の音素であっても前後の音環境によってその実現の程度は異なる．このため分析は構音運動の動態を常に考慮しながら運動の難易度という観点から分析を進める必要がある．

たとえば語頭に/ra/が来る場合と，語中に/ra/が来る場合では困難さは歴然と異なる．語頭の/ra/は構音を開始する前にすでに舌尖を反転させ口蓋につけた位置に構えて構音を開始できるが，語中の/ra/ではその前に来る母音の舌の位置から舌尖を挙上させ口蓋に接触させなければならず語中の/ra/の方が難易度は高い．

さらに同じ語中であっても/ira/と/ara/の構音の運動を考えた場合，舌先の反転挙上は/ira/に比べ/ara/の方が大きい．これは前の母音/i/と/a/での下顎の開きの違いから来るものである．/ara/の場合下顎が/a/の構えを取り開いた状態で舌を反転し ra を産出するのに対して，/ira/は母音/i/を産出した狭い下顎の構えから舌の反転がスタートする．このため/ira/のなかでは r が実現できる場合でも，/ara/になると実現できない場合がある[38]．

中枢神経疾患による運動障害の特徴は分離性の低下にある．身体のある部位を他の部位から独立させ運動することが困難となり，共同的な運動パターンに支配される．構音の評価においても各構音器官おのおのの運動範囲，スピードなどを検証するだけでなく，各構音器官

がどのように分離性を持っているかという視点が必要となる．

最重度の症例では頭蓋に対して下顎を自由に分離できない．トーンが高すぎるために下顎が常に開口傾向にあったり，下顎の下制が頭部の後屈と結び付く場合がある．このような下顎の障害のもとでは下顎に付着する口唇，舌の分離的な運動は望めない．

次の段階として，下顎に対しての口唇の分離的な運動や下顎に対しての舌の分離的な運動が考えられる．下顎の開き具合がどの程度であっても口唇の閉鎖や舌の口蓋への接触が可能にならないと自由に子音を産出することができない．

さらに単一の構音器官内での分離の段階がある．口唇自体の形態をさまざまに変えることや舌内部の形態をさまざまに変えることで子音のバリエーションが実現する．とくに舌は自由度が高いために舌内部の分離をとっても舌前方の挙上，舌後方の挙上といった比較的粗大な運動パターンから，破擦音の産出のように舌の中央を窪ませ，舌縁を口蓋に密着させた上で舌尖のみを動かすといった高度の分離性を要求される音まで難易度は多様である．

分析的に構音の困難さを同定するためには，スタンダードな構音検査以外に，音の誤り，歪みを系統的に検索し，運動の質的な困難さにたいして仮説－検証の作業を進める．

当該の音を含んだ単語，文章などを系統的に提示し発話してもらい聴取する．たとえば，語中の/r/が難しそうなら前後の母音を変化させながら，どのような時点で音が歪むのかを見る．/irai/（依頼），/ura/（裏），/era/（えら），などの単語，もしくは無意味語を復唱してもらう．さらにこれらの語を文章中に組み込んで復唱してもらう（例：先生から依頼があった）．

さらに負荷をかけた課題を提示することで困難さの本質が明らかになることもある．たとえば/r/を用いたdiadochokinesis, /rararara………/を行い，舌尖の運動変換能力を見る．またこのような/r/が繰り返される状態を実際の語のなかで確認していく（例：点を入れられた/irerareta/）．

表3には構音器官の分離性の観点から検査語の例をリストアップしてある．分離性の低い構音様式から分離性の高い構音様式まで当該構音器官ごとに例示した．どのような語の課題を使うかは，評価者が患者の反応をみながらその場で判断し提示していく．

同じ構音材料を用いても，復唱，音読，自由会話といった構音が産出される手続きの違いにより結果は異なる．臨床の上でも復唱の構音能力と自由会話での構音能力の差異はしばしば経験するところである．復唱では患者は構音に対してかなり意識をはらい集中して構音運動を行う．これに対して会話では構音運動よりも会話の内容へ意識を向けている．発話への注意の問題以外にも，復唱と自由会話では発話速度，構音運動の自動化の程度など異なる点は多く，治療上も多くの問題を含む所である．

表3 検査語例のリスト——構音器官の分離性の観点から——

運動の特徴	例文

1. 下顎から口唇，舌の分離

口唇：
- 下顎狭―口唇閉鎖―下顎下制
  - 私は今井 [imai] です．
  - すぐ暇 [çima] になる．
- 下顎広―口唇の閉鎖連続
  - それはまま [mama] ある．
  - それは馬場 [baba] です．
  - それはパパ [papa] です．
  - *構音様式による差（通鼻―非通鼻，無声―有声）も評価する．

舌：
- 舌前方
  - 下顎狭―舌尖閉鎖
    - 子どもがいな [ina] い．
    - 彼は偉大 [idai] だ．
    - 頭が痛 [ita] い．
  - 下顎広―舌尖閉鎖
    - 大きな穴 [ana] がある．
    - 恩があだ [ada] になる．
    - 予想が当たる [ataru]．
    - *構音様式による差（通鼻-非通鼻，無声-有声）も評価する．
- 舌後方
  - 下顎狭―奥舌挙上
    - それは因果 [iŋŋa] なことだ．
    - 旅行には一家 [ikka] で参加する．
    - 海でイカ [ika] を釣った．
  - 下顎広―奥舌挙上
    - 服をハンガー [haŋŋa:] にかける．
    - それはハッカ [hakka] の香がする．
    - 身長を計る [hakaɯ]．

2. 口唇，舌内部の分離

口唇：
- 丸め―横引き
  - 生地は木綿 [momen] です．
  - 私の備忘 [bibo:] 録です．
  - かれはふい [øui] にやってきた．

舌：
- 舌尖閉鎖―開放
  - 窓から朝日 [asaçi] が差す．
  - 夏は暑 [atsɯ] い．
  - 動物園に象 [ʣo:] がいる．
- 舌尖挙上
  - 夜から嵐 [araʃi] になる．
  - *構音様式による差（通鼻-非通鼻，無声-有声）も評価する．

3. 口唇，舌の交互的な運動

口唇：
- 横引き―前方（円唇）の交互的な運動
  - 肩をもみもみ [momimomi] する．
  - 耳も目も [mimimomemo] 痛い．

舌：
- 舌の交互運動（舌前方）
  - 下顎狭―舌尖の連続閉鎖
    - 子どもがいてて [itete] と言った．
  - 下顎広―舌尖の連続閉鎖
    - 酒を暖 [atata] める．
    - 家を建てた [tateta]．
    - 言い方がたどたどしい [tadotadoʃi:]．
    - とても斜め [naname] になった．
- 舌の交互運動（奥舌）
  - 彼がかかわる [kakawaru] ことになった．
  - 私の係り [kakari] です．―奥舌交互
  - 彼に書き方 [kakikata] を習った．
  - 学校では幾何学 [kikagaku] を勉強する．

表 3 続き

運動の特徴	例文
舌の交互的な運動（舌尖―奥舌）	母に肩叩き [katatataki] をした． 腰がときどき [tokidoki] 痛む． 費用はたかだか [takadaka] 数万円である． 山へたきぎとり [takigitori] に行った．
舌の交互的な運動（中舌の上下）	二人でひそひそ [çisoçiso] ささやいた． 明日はいよいよ [ijoijo] 出発です． 村々に宵闇 [joijami] がせまる． それは商標 [ʃoːçoː] 登録されている．
舌の交互的な運動（舌尖の反転）	点を入れられた [irerareta]． 財布を取られた [torareta]． 彼はりりしい [ririʃiː] 青年になった． 爆音が轟き [todoroki] ました．
舌尖の分離：閉鎖と解放連続（破擦音）	大きなつづら [tudzɯra] を背負う． その町には地続き [dʒitsɯdzɯki] になっている． その場にたちどまる [tatʃidomaru]．
4. 喉頭のコントロール	
声帯の内・外転―呼気のコントロール	家に母 [haha] がいます． 涙が頬 [hoho] をつたう． 彼はハハハ [hahaha] と笑った．
5. 軟口蓋の交互的な運動	店には灘 [nada] の酒がある． 音から文武 bɯmbɯ] 両道が重んじられた．

5.2. 口腔運動機能の評価

1) 構音運動の動態

　構音障害の異常をもたらす構音器官の運動の異常を同定するためには，実際に構音をしているときの構音器官の運動を何らかの形で評価できることが望ましい．研究的には dynamic palatogram や X 線マイクロビームによる研究方法が存在するが，日々の臨床でこのような方法を用いることは困難である．臨床的には外部からの視診に頼らざるえない．両唇の動き，下顎の開閉，舌前方を使う構音などでは不十分ながら口腔外から運動を観察することも可能である．口腔内の軟口蓋，舌の運動の観察は困難ではあるが，実際の構音時の構音器官の運動の観察は問題の分析，治療の立案にとって多くの情報を提供してくれる．

　外部からの視診とならんで，構音中に直接構音器官を触診することで異常性を確認できる場合もある．下顎底，頬，口唇などに限られるが，下顎の開閉の程度，とくに過剰に下制する場合，舌が固くなる場合などは口腔底からそのトーンの異常を検出することができる．口唇の運動性が低下している場合もそのときの口唇を触診することでトーンの異常性を確認できる．

2) 口腔運動機能評価の概要

聴覚印象上の異常性に基づき，当該の構音器官が正常な運動からどのように偏位した構音の動態をとるのかが前節までに述べた点である．次にこの運動動態の原因となる障害の性質，重症度を検証していくため構音器官の運動の評価を行う．

(1) 既存の検査法

既存の運動性構音障害の検査では聴覚印象上の検査と並び発声発語器官の運動機能の検査を行うことが一般的である．音声言語医学会の運動性構音障害検査法においても構音器官の検査が含まれている．また発話プロセスに従った構音器官の検査を行う西尾の旭式発話メカニズム検査がある[39]．

ここで問題となるのは検査によって表わされる発声発語器官の運動障害と構音障害のあいだの関連性である．構音に使用する部位と運動機能検査で評価する部位が共通であるからといって，その部位の運動機能検査が構音能力を正確に予測できるということにはならない．

運動機能検査の項目と構音の明瞭度のあいだにはどの程度の関連性があるのか．また運動機能検査のどのような側面が敏感に構音検査の結果を予測するのか．もしある運動機能検査の項目と構音の明瞭度との間で高い関連性がみられるのなら両者の間には何らかの運動的な共通点があるわけで，治療的な観点からもそのような共通の要素をトレーニングすることにより構音が改善する可能性は高い．

この点に関しては，構音時もしくは非構音時の構音器官の反復運動が構音の明瞭度に反映するという研究は多い[40-42]．

また発声発語と共通の器官を使用する摂食・嚥下機能との関係も古くから関心のもたれているテーマであり，発声発語器官の運動機能検査には摂食・嚥下に関連する項目が含まれる．構音と摂食・嚥下機能の関係についてもいくつかの異なった研究結果が示されている[32,42-44]．

(2) 実施にあたっての注意

本章に記載されている評価項目は構音器官の運動能力の質的な側面を評価することを主眼に置いたものである．ある検査項目ができる，できないで判断するのではなく，なぜ，どのようにできないのかを評価していく，そしてそれが構音の運動動態とどのように関連するのか考察する．そのような見方が治療に結び付く評価方法である．

口腔運動の質的な側面を評価するために，各器官で形態，トーン，口頭指示もしくは模倣による運動，自律的な運動について評価を行う．トーンの異常は中枢神経系の運動障害の中心的な特徴である．口唇，舌のように筋肉からなる器官はトーンの異常によりその形態はたやすく偏位する．形態とトーンは常に同時に考えていかねばならない．運動の実現においては分離性が評価のポイントとなる．頭蓋からの下顎の分離，下顎からの口唇，舌の分離，さらには口唇内部，舌内部での分離，について評価する．

またこのような分離的な運動をどのくらいスムーズに遂行できるかつまり運動の変換の特徴について評価する．

運動が口頭指示による随意的なものか自律的なものかも中枢神経系の運動障害を評価するポイントとなる．随意性と自律性の乖離は失行において顕著であるが，このような乖離は中枢神経系の障害に広くみられる現象である．失語症においても課題場面での意識下の発話と日常会話下の発語の乖離はよく経験することであるし，上下肢の運動においても随意性を要求された意識下の運動と無意識下の運動の乖離は一般的な現象である．

ここで示した自律的な運動の多くは表在感覚もしくは固有受容感覚に誘導され，運動が開始−遂行されるものである．

3) 臨床的な評価—下顎

(1) 指示による運動：

開口−閉口 ここでは，指示による開口−閉口の可否をみる．重度な痙性麻痺の症例の場合，緊張性咬反射や下顎反射の亢進がみられ，開口−閉口が障害される場合がある．この場合開口−閉口両方向に抵抗がみられ，下顎は半開きの状態となり，構音時も下顎の開閉に変化がつきにくいため母音全体が歪んだ印象となる．

顎関節は蝶番関節としての性質と前方へスライドする滑動関節としての性質を持ち，開口では下顎の前方への動きと下制の動きが複合的に生じる．これに対して仮性球麻痺で緊張の強い症例では前方へのスライドする動きが生じず，蝶番関節の動きのみになり結果的に大きく開口できない場合がある．下顎を下制する舌骨上筋のトーンが高い場合には下制方向の運動が過剰である．

また下顎の下制にともない頭部の後屈が生じたり，口唇の過剰な横引きが生じる場合，広頸筋の過剰な緊張がともなう場合などがある．

失調症の場合には graded control の障害から下顎のなめらかな開閉に困難を生じ，過剰な開口になりやすい．この過剰な下顎の運動範囲は失調症独特の構音の歪みにつながる．

(2) 自律的な運動：

舌圧子の引き抜き 舌圧子を臼歯上でかみしめてもらい評価者が舌圧子を持ち，引き抜く（図17）．弛緩性の麻痺の場合，抵抗感がほとんどなく引き抜かれてしまうか，わずかしかかみしめることが持続できない．

橋の障害で三叉神経麻痺が生じたような場合には一側の下顎挙上が困難になる．触診においても咬筋のボリュームを感じることができない．開口−閉口のなかで下顎の偏位が生じ下顎の亜脱臼につながりやすい．

(3) 反復運動：

下顎上下 下顎をできるだけ早く上下に動かしてもらう．5秒間の回数を測定する．また開閉の運動でリズムの正確さ，運動範囲の適切さ，運動の切り替えの様子を評価する．

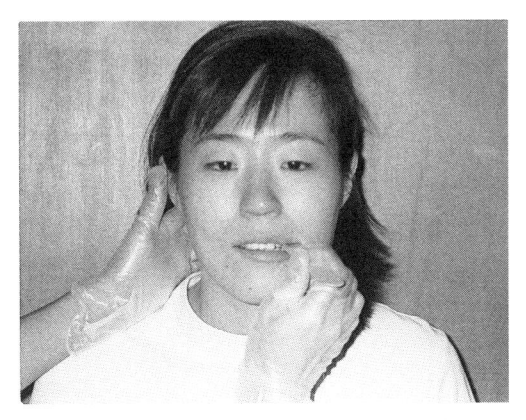

図17 臼歯上でかんだ舌圧子の引き抜き

4) 臨床的な評価——口唇

(1) 形態：

　口唇は，口唇をすぼめる方向に働く口輪筋と口唇を外側に広げる多くの筋群のバランスのなかでさまざまな形状を形成する（図18）．これらの筋のバランスが崩れることで口唇の形態，運動は影響される．

　また頬，口唇は上顎と下顎の間の空間を包むような構造になっている．このため口唇の運動を評価する場合，下顎の動きを考慮に入れ口唇が下顎から分離して運動できるか否かが評価のポイントとなる．

　触診，トーンの評価：中指と示指で口唇部をはさみ込むようにする．このときの口唇の抵抗感を見る（図19）．口輪筋反射が亢進している患者では口唇と歯茎の間に指を入れると，強

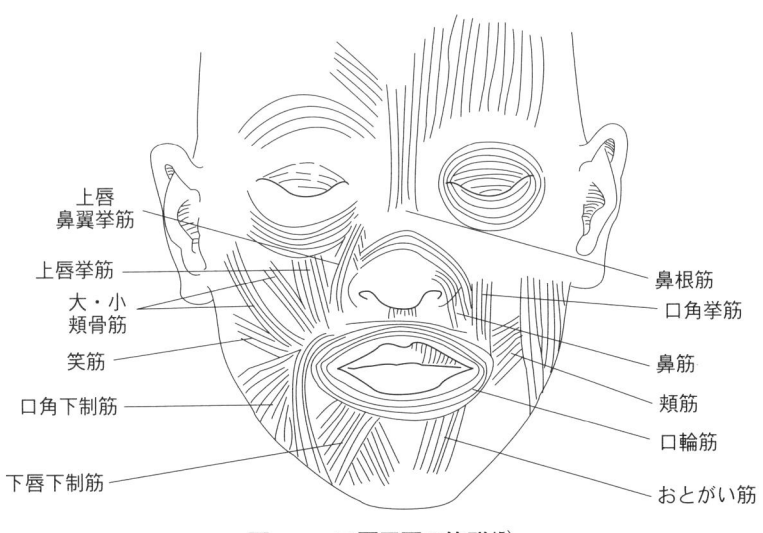

図18　口唇周囲の筋群[45]

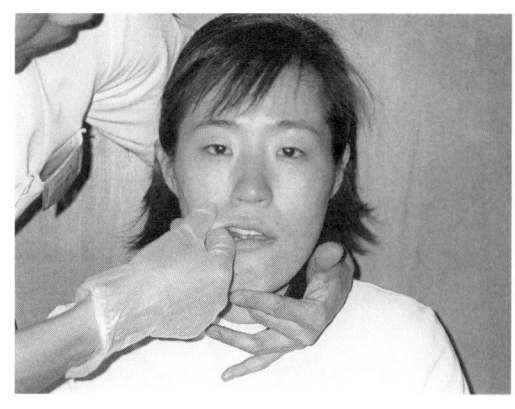

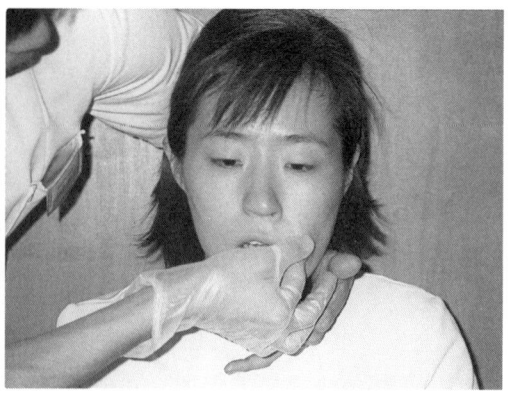

図 19　口唇の触診

い抵抗感を感じる．また口唇を引き上げる方向にトーンが亢進している場合もある．（口唇挙筋）このような場合，鼻翼の側方から下方へむけて筋を伸長しようとすると強い抵抗感がある．

(2) 口頭指示，模倣：

　突出－横引き　口唇を横に引く－前に突き出す動きを行わせる．評価では運動の範囲，左右差，運動の切り替えのスムーズさを観察する．

(3) 自律的な運動：

　舌圧子をはさむ　口唇の閉鎖を見る場合，舌圧子を水平にし両唇の間にはさませる．舌圧子を両唇のみで保持できるかを見る．また評価者が舌圧子を水平に引き抜くのに対し抜けないように抵抗してもらう．ここでどの程度の力で口唇を閉鎖しているか，左右差がある場合には口唇のどの部分が弱いかを評価できる（図20）．

　頬部の筋の自律的な活動を見るために，評価者の指を口腔に入れ，頬を内側から外に向かって押す．患者には，その指を内側に押し戻してもらう．また口輪筋と口輪筋外側の筋群の協調的な活動を見るために，評価者の指を歯茎と口唇の間にいれ，患者には口唇を細かく動かすことで評価者の指を押し出してもらう．

(4) 反復運動：

　突出－横引き　口唇の横に引く－前に突き出す動きをできるだけ早く行わせる．5秒間の回数を測定する．リズムの正確さ，運動範囲の適切さ，運動の切り替えの様子を評価する．

5） 臨床的な評価——舌

　舌は通常口腔内に収められている．外部からの観察はどうしても制限が加わる．舌は口腔のなかで前後左右のみならず，上下，後方への挙上などの基本的な運動を有しており構音の上でもこれらの動きが重要な要素となる．

　形態：舌は舌以外の下顎，舌骨，頭蓋骨に起止をもつ外舌筋と舌の固有筋である内舌筋とからなる筋の塊である（図21, 22）．これらの筋のトーンの異常により舌は形態的にも正常

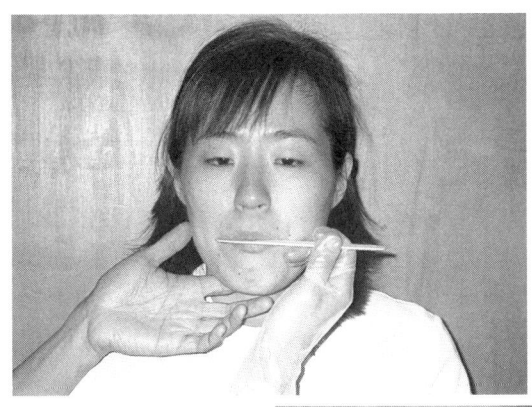

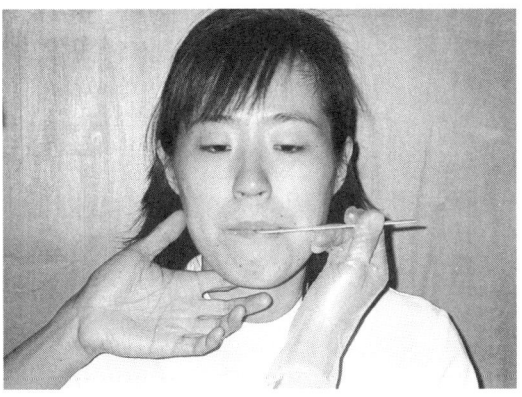

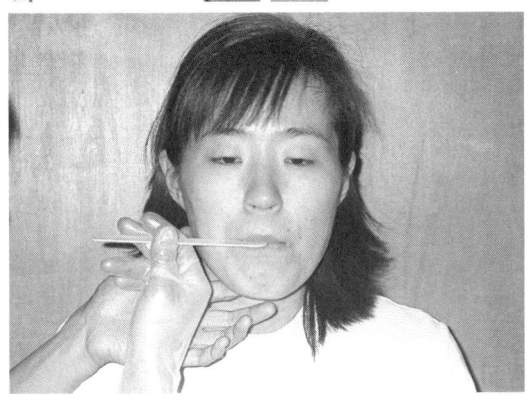

図 20　口唇にはさんだ舌圧子の引き抜き

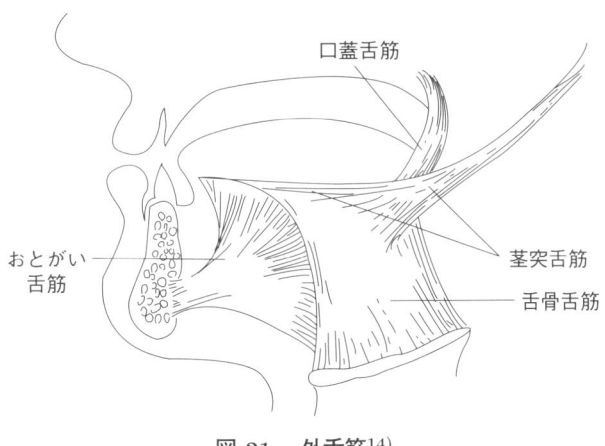

図 21　外舌筋[14]

より偏位する．

　トーンが高い場合，舌に関与する筋がすべて過剰に同時収縮を起こすと舌は後方へ引かれ丸まってしまう．極端な例では口腔のなかで球状に近い形にまでなることがある．ここまで極端でなくともトーンが高いためにスプーンを伏せた様な形態になっている舌はよく観察される（図23）．

図 22　内舌筋[14]

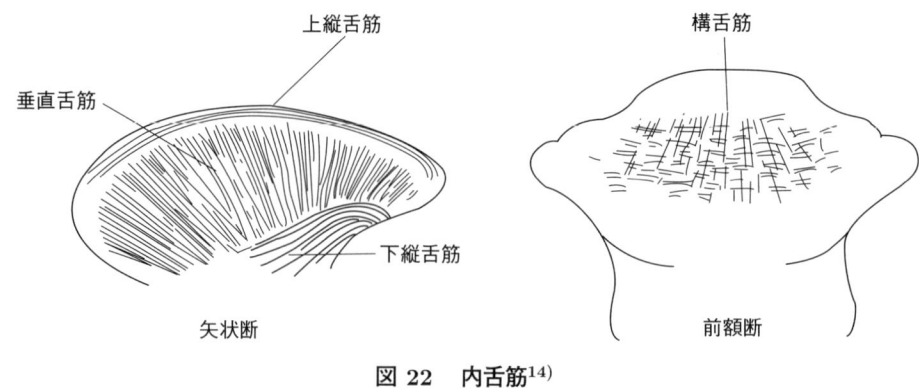

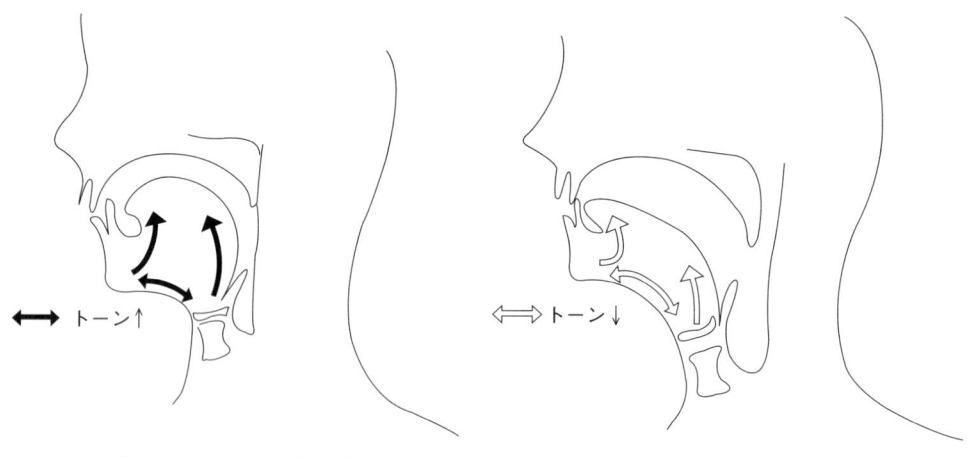

図 23　トーンの高い舌
舌全体が一塊となり後方へ引き込まれる.

図 24　トーンの低い舌
舌骨,喉頭が下制,舌は後方へ傾斜.

　トーンが低い場合,舌の基底部となる舌骨がトーンの低さのために正常な位置を保てず下制する.形態的にも舌の厚みはなくなり,舌骨が下制している症例では舌の後方のボリュームに乏しく後下方に傾斜しているように見える（図24）.
　トーンに左右差がある場合は運動時に著明となるが,安静時の形態でも左右差がみられる場合がある.

（1）トーンの評価：

　舌の引きだし　舌のトーンを評価するために舌を他動的に前方へ引き出す.舌にガーゼを巻き評価者が両手の母指と示指で舌を持ち前方へ引き出すようにする（図25）.ガーゼを巻くのは舌が滑らないようにするためである.舌は敏感な部位なので痛みをひきおこさないようにていねいに扱う.前方へ引き出した後,左右へ動かす.評価者は引き出すとき,左右へ動かすときの抵抗感から舌のトーンの左右差を推測する.
　トーンが高い場合,極端なときは舌が後方へ引き込み,舌をつかめないこともある.stretch reflex が亢進していると舌は引き出しにたいして反射的に引き込もうとする.トーンが高い

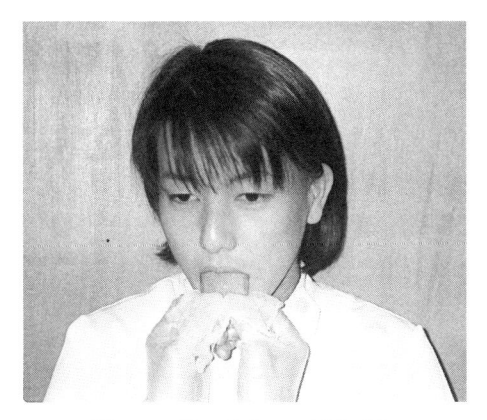

図 25　舌の前方への引き出し

ため舌が平らにならず分厚い場合は，指で舌を押しつぶすようにすると抵抗感がある．前舌はトーンが低く抵抗感が少なくとも，舌根部に痙性がある場合は引き出そうとすると舌の後方に強く抵抗を感じる．

　逆にトーンが低すぎると，舌をつかんだとき弾力性に乏しく，舌は抵抗感なく前方に引き出される．

(2)　**口頭指示，模倣：**

　挺舌　評価点としては，①口唇，門歯を基準とした挺舌の程度．他動的に引き出したときとの可動域の差．②左右への偏位，③舌の形状，平らな状態で出せるのか，もしくは棒状になって出てくるのかを評価する．舌の形状に関しては舌のトーンとも密接な関係がある．

　左右への運動　口頭指示もしくは模倣により舌先を左右口角へつけてもらう．

(3)　**自律的な舌の運動：**

　上方への運動　評価者の指を口腔内に入れこれを口蓋に押し付けるように指示する．舌の上方への運動を見る．どの程度の圧が指に加わるかそのときの舌のトーンも評価する．同様に奥舌へ指を入れ軽く下方へ押し，ここを押し上げるように指示する．このやり方はかなり舌の随意性が必要であり，困難な場合が多い．このため舌圧子で奥舌を軽く圧した状態で/ke/を言ってもらう．押し上げてくる圧の程度を評価する．

　前方への運動　口腔のなかにガーゼを小さく丸めたものを入れ口腔外へ押し出してもらう．口頭指示による随意的な運動で舌を口腔外に出せなくともこのような自律的な運動は可能な場合がある．

　舌尖の形成　これ以降の項目は主に舌内部の分離性を評価するものである．舌圧子を横に水平に口唇のあたりに置き，舌で前方へ押し出してもらう（図 26）．舌圧子に負けずに舌尖が形成できるか否かを評価する．舌尖に適切なトーンの分配ができないと，舌圧子がめり込んでしまう．また全体的にトーンが上がってしまうと平らな縁が形成できず分厚くなってしまう場合もある．

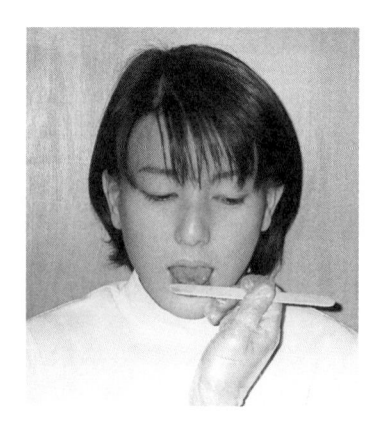

図26 舌による舌圧子の押し出し

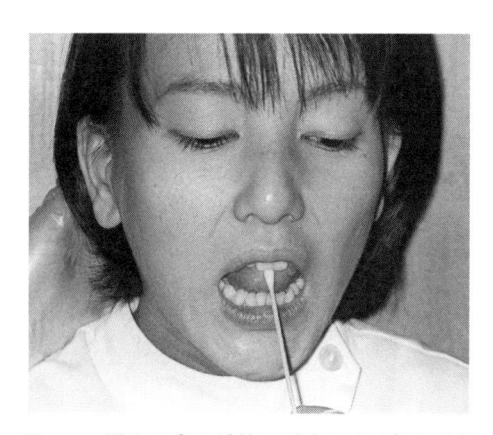

図27 門歯の裏の綿棒の舌尖による押し出し

舌尖の挙上 門歯の裏に綿棒の先を付け，これを舌先で口唇の外まで出してもらう（図27）．評価のポイントは舌が下顎から分離して動いた上で，舌内部での分離的な運動が可能かという点である．

舌尖のみで小さな綿棒の先を押し出すためには，下顎は半開きの状態で安定しなければならない．下顎が安定し，かつ舌のみを分離して動かせるかどうかを評価する（舌の下顎からの分離）．次に舌内部で舌尖のみを反転挙上させられるかを評価する（舌内部の分離）．舌内部の分離的な運動が実現できず，反転，挙上できないと舌背で押し出してくることがある．

左右への運動 このとき舌先と目標となる口角のポイントを綿棒でさわり，「ここ（舌尖）をここ（口角）へつけてください」と指示する（図28）．評価点としては，①口角まで舌がとどくか．②舌尖が指示した位置に正確につけるか．③これが可能なら，さらに評価者が指で頬の一点を押し，患者には頬の内側から舌で押し返してもらう（図29）．

これらの運動は舌尖の分離的な運動を要求される．単に舌の運動範囲を見るのではなく，舌尖を形成したうえでの目標到達の正確さ，舌内部でトーンの分配の適切さを評価する．

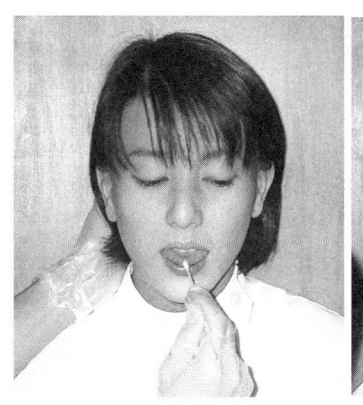

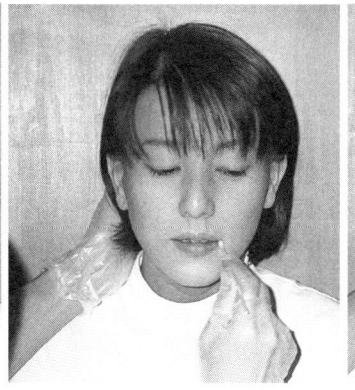

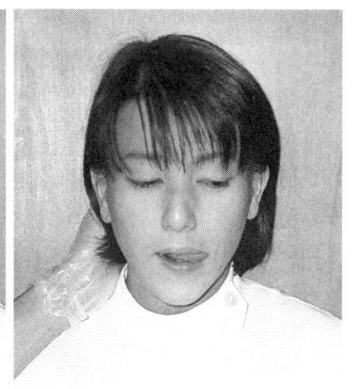

図 28　舌尖を口角につける

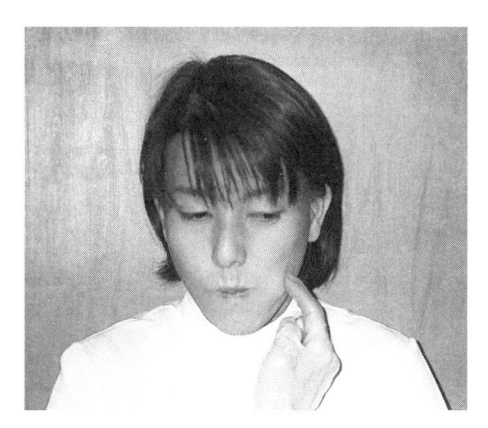

図 29　舌で頬を内側より押す

(4) 反復運動：

　舌前後　舌の前後の動きをできるだけ早く行わせる．5秒間の回数を測定する．リズムの正確さ，運動範囲の適切さ，運動の切り替えの様子を評価する．

6) 臨床的な評価——軟口蓋

　口唇，舌と異なり軟口蓋を口頭指示により随意的に動かすことは難しい．評価はトーン，形態の変化を評価することと発声，ブローイングなどの活動時の自律的な軟口蓋の挙上を評価することからなる．

(1) 形態，トーンの評価：

　安静時の形態および/a/発声時の軟口蓋および咽頭側壁の動きを評価する．母音発声時の軟口蓋の能力と通常の発話時の能力は異なる．発話時は通鼻音，非通鼻音の間で短い時間に軟口蓋の開閉を行わなければならない．このため視診では軟口蓋の挙上が認められても聴覚印象上は開鼻声になることは多い．

　軟口蓋のトーンは舌圧子で軟口蓋を触診し確認する．トーンが低下している場合は安静時

に過度な下制がみられ極端な場合は，口蓋垂が舌に接触している場合もある．軟口蓋を舌圧子で押し上げた場合，抵抗が感じられない．逆にトーンが亢進している場合は舌圧子で触れると抵抗感があり，前後径が短縮しているように見える．

(2) 自律的な運動：

評価方法は発声時の聴覚印象．発声，ブローイング時の鼻息鏡による鼻漏れの程度である．発話以外の軟口蓋の機能として嚥下咽頭期における鼻咽腔の閉鎖があり，Video-Fluorographyにより評価する．核上性の障害では，このときの軟口蓋の挙上能力と発話時の軟口蓋の挙上能力の間では乖離がみられることが多く，一般に嚥下時には挙上が起きても，発話時に起きない場合がある．

鼻息鏡による評価ではブローイング，/a/発声時の鼻漏れを鼻息鏡により評価する．何もりまで鼻漏れがあるか左右差があるかを評価する．

口唇を閉じ頬を膨らませる．このとき鼻咽腔の閉鎖が適切に起こり口腔内圧を高めることができるかを見る．頬が膨らむようなら評価者はさらに患者の頬を指で押す．外圧が加わっても鼻咽腔の閉鎖を維持できるかを見る．

5.3. 分析から統合

以上聴覚印象上の異常からそれをもたらす構音動態の異常，構音器官の運動能力の異常と評価を進めてきた．この3つのステップを関連づけながら構音の障害の性質を明らかにしていく．ここでは構音点，構音様式に従い評価から分析へのポイントを述べる．

1) 両唇音 [p, b, m]

構音時，下顎と口唇は協同しながら閉鎖を作り両唇音を産出する．このため聴覚印象上両唇音の産出が困難で，かつ視診でも両唇の閉鎖が得られていないとき，構音時の口唇の運動のみでなく下顎の動きにたいしても注目する．

下顎が痙性のために下制しやすくなっている場合，また失調のため下顎の位置が正確に定まらず過剰に開口する場合も，口唇が閉位しにくくなる．これらの場合には評価者が下顎を徒手的にコントロールし両唇音が産出可能になるか否かを観察する．

下顎，口唇が全体的なパターンに支配され開口にともない口唇も強く横に引かれる場合がある．下顎周囲，口唇が全体的にトーンが高い場合は下顎の動きが乏しくい．また下顎の動きから口唇を分離できず，口唇が歯に張り付いたような状態となる．

このような重症例では単音節の構音が実現できるかできないかのレベルであり，構音以外の自律的な活動，たとえばスプーン上のものを上口唇でとるといったことも困難になる．

下顎にたいして口唇を独立して動かせるが，運動範囲，運動の切り替えが不十分な場合には語中，文章で両唇音の省略，歪みが頻発する．口唇および周辺のトーンの評価，口唇の前方−側方への運動域，交互運動のスピードの評価などと対応させながら分析する．痙性をも

つ場合には，細かい運動を要求するうちにトーンが亢進し，しだいに運動が困難になる場合もある．

会話のなかでときどき歪む程度の軽症例では構音をより掘り下げて検査する．たとえば下顎の動きがある程度一定で，口唇のみの交互運動がわかる/pipupipupipu·········/といった構音を行わせることで，口唇の運動の切り替えに対して敏感に評価できる．

破裂音 [p, b] の産生のためには口腔内圧の上昇が必要となる．口腔内圧が上昇しきらない原因としては，上述の両唇閉鎖不全以外にも鼻咽腔閉鎖不全，もしくは両者の相互作用が考えられる．鼻音化に関しては，8) 通鼻音－非通鼻音を参照．

2) 歯茎音 [t, d, n]

これら子音の構音では，舌の前方で口蓋との間に閉鎖を作る．このとき舌縁が形成され口蓋と密着し，舌の中央はくぼむ．トーンの高すぎる場合も，また低すぎる場合も舌内の分離的な運動が困難となる．トーンが重度に高い場合，舌が後方に引き込まれ，歯茎との間で接触面を作れない．またトーンが極端に低い場合，舌全体が口腔底から挙上できず口蓋との間で接触面を作れない．舌の視診，触診，前方への運動によりトーン，基本的な運動を確認する．

このレベルでは摂食・嚥下の過程で口腔準備期，口腔期の機能が阻害され，咀嚼や口腔内での食塊の保持ができない．食塊の保持には，舌縁，奥舌を口蓋に付け，舌の中央をくぼませることが要求される．この形態は歯茎音，軟口蓋音とも共通の要素をもち，構音の可否と比較検討する．

舌背と歯茎～口蓋の間で閉鎖が作れればかろうじて単音節，単語で構音可能となる．しかし語中では音が歪む．舌尖，舌縁が形成され閉鎖が作られているかは，ある程度構音時の視診により確認できる．舌尖の機能をさらに細かく確認するために舌圧子，糸の舌による押し出しをみる．

両唇音と同様，舌は下顎と協同して構音運動を行っている．このため歯茎音でも下顎の運動に着目する．下顎が過剰に下制する場合は，舌の運動性の低下との相互作用で，舌前方での閉鎖がより困難となる．構音時の視診，下顎の触診によって確認する．さらに徒手的に下顎の動きを制限することで構音が可能になるか否かを評価する．

逆に舌の能力が低下していても下顎の動きの代償により舌前方での閉鎖が作られる場合がある．この場合も単音節では構音が可能でも，語中，文中では歪み，省略が生ずる．舌自体の能力を見るためには下顎の動きをバイトブロックをかませることで除去し歯茎音を構音させる．下顎の開きがあまり大きくない/te/，/tu/が適当である．

軽症例では前後の音環境によって舌前方の分離的な運動が困難になる．ターゲットとなる歯茎音の前後に奥舌を挙上させる音を配し，舌の前方－後方の間での運動の切り替えを観察する（例：/kitakitakita·········/）．

運動の切り替えという意味で非構音時の舌の前後，左右の変換運動を行い構音の能力と比較検討する．破裂音 [t, d] の場合，鼻咽腔閉鎖不全との関係も検討する．

3) 歯茎摩擦・破裂音 [s, z, ts, dz]

舌の形態としては側方の舌縁が口蓋との間で閉鎖を作りながら舌尖だけが口蓋との間ですき間を作ることが要求される．舌縁の形成という点からは [t, d, n] とも共通した要素をもつがさらに分離性を要求される．このため運動性構音障害にとっては難しい構音である．

軽症例では舌前方の細かい分離を見る課題を行う．構音では舌尖のみが細かく動かなければならない，/turuturu/, /tututut u/などの繰り返しを行って見る．トーンの評価，下顎運動との分離，自動運動などは [t, d, n] などの評価に準ずる．

4) 弾音 [ɾ]

舌前方の構音という点では，[t, d, n, s] 等と共通した特徴をもつ．これら子音より舌尖のみの挙上，反転を要求されることから，高度の舌内部での分離が必要となる．このため/s/などと並び，運動性構音障害では障害される率が高い．

軽度症例ではrが連続する音で破綻が生じやすい．評価ではrが連続する/korareru/, /irerareru/, /torareru/などの構音を要求する．

トーン，パターン，下顎との関係は [t, d, n] と共通する．自律的な運動として歯茎に綿棒を置き，舌先で歯に沿わせながら押し出してもらう．このときの下顎からの分離，反転，舌尖の形態を確認する．

5) 軟口蓋音 [k, g]

奥舌の挙上が要求される．トーンの低い重症例では，舌のみならず舌骨，喉頭も下制しており奥舌の挙上ができない．視診，触診により舌骨の位置を確認する．口腔内の視診でも奥舌が後下方へ向けて傾斜している．

トーンの確認は舌骨〜下顎底の触診，舌前方への引き出し，奥舌の触診にて行う．

単音節でも構音不能な場合，他動的に舌骨を挙上し，舌根部を安定させることで構音が可能になる場合がある．また逆に奥舌挙上の不十分なところを下顎の運動により代償している場合がある．バイトブロックを用いて下顎の代償的な運動を制止し，奥舌の純粋な挙上の能力を見ることにより確認できる．

奥舌の挙上は前方の音が促音の場合により強く起きる．このため単音節で構音不能な場合も/iqka//haqka/のような単語では構音可能な場合もある．

6) 母音 [a, o, ɯ, e, i]　硬口蓋音 [ç, j]

母音の決定には下顎，口唇，舌の形態が関与し，下顎に対しての口唇の分離，下顎に対しての舌の分離をみることが評価のポイントとなる．舌内部での分離も重要で [a, o] では舌の位置が低いだけではなく，舌の前額断は凹状になる．

半母音，拗音の場合，舌の形状が変化していくプロセスが重要となる．このため音の開始となる舌の位置から後続母音の舌の位置まで，舌の変化が下顎の運動からある程度独立して行えること，また舌内部で凸から凹へ形状変化が生じることをみる．

7) 無声−有声

有声音−無声音の区分は構音動作と声帯振動開始のタイミング（voice onset time）により決定される．無声子音が有声化して聞こえる場合，口腔器官の運動と声門の閉鎖が適切なタイミングで実行できないときに生じる．口腔，鼻咽腔の閉鎖不全から無声区間が生じず無声破裂音が有声化することがある．[h], [ɸ] の省略は声門の閉鎖のタイミングの問題より生じる．このため無声子音の有声化，[h], [ɸ] の省略がある場合は喉頭のコントロール能力を評価する．評価では/hahaha……/を発話させ，舌，口唇の運動をともなわせず，純粋に声門閉鎖の on-off を課して見る．声質の評価も喉頭の能力の重要な資料となる．

時間軸上での運動のコントロールが困難となる失調症では無声−有声の対立があいまいになることが多い．

8) 通鼻音−非通鼻音

軟口蓋の挙上により鼻咽腔の閉鎖が実現できるか否かが問題となる．軟口蓋の挙上の程度は後続母音のいかんによって異なる．このため子音で鼻漏れによる歪みを認めるならば，後続母音を変化させ聴取する．極端な場合には開鼻声の程度が後続母音の列に依存する．また促音のあとの破裂音では閉鎖が得られやすいので，単音節で産出が困難でも/iqka/, /haqka/のような単語では産出できる場合がある．

また単音節，単語ぐらいの長さでは開鼻声が目立たなくとも文章以上のレベルになると開鼻声や子音の歪みが目立つ場合がある．日常の発話のなかでは軟口蓋は通鼻音−非通鼻音の切り替えのために高速で細かい動きを実現しなければならず，単音節，単語での1〜2回の挙上，下制の動きには対応できたとしても，発話のなかの頻回の繰り返しには対応しきれないためである．より掘り下げた検査として通鼻音−非通鼻音の繰り返しを行って見る（/nadanada……/など）．

破裂音，摩擦音，破擦音の産出には口腔内圧の上昇が必要である．たとえば/s/の構音で気息成分が弱く歪んで聞こえる場合に舌が/s/の構えを作れないこと以外にも，鼻咽腔閉鎖不全のため口腔内圧が高まらない，呼気の産出自体が不十分であるという可能性もある．中枢性の運動性構音障害の場合，多くの部位が平行して障害される．このため/s/の構音の歪みも舌の問題，軟口蓋の問題，さらには呼気産出の問題がかかわっていることもありえる．評価では慎重な分析が必要となる．非構音時の軟口蓋の動きとしてブローイング，頬ふくらましをみる．

6. プロソディーの評価

　実際の発話の実現では個々の語音の実現以外に発話の速度，抑揚，ストレスなどの超分節的な要素が存在する．これらプロソディーとして表現される要素はコミュニケーションのなかで多くの情報を担う．語のアクセントは同音意義語が多い日本語にあっては語を同定するために重要な情報となる．話しことばのなかでは文の統語構造，文章の談話構造を明確にするためにもイントネーションの働きは重要である．さらに話者の態度，感情といった非言語的な意味の伝達もプロソディーを通して行われる．話しことばの障害ではプロソディーがさまざまな原因によって障害される．プロソディーの問題は分析的には，速度，ピッチの変化，強さの変化，音の持続時間の変化（リズム）等に還元されうる．

6.1. 発話速度

　プロソディーを構成する要素のうち速度については，時間あたりの発話量を計測することで比較的簡便に表現できる．発話速度の低下は運動性構音障害に共通してみられる特徴である．音声言語医学会による運動性構音障害の検査法中の「桜の花」の音読では健常者の平均は20〜50代で40秒代前半，60〜90代で50秒代前半である[46]．

　パーキンソン患者の一部を初めとして，発話速度が亢進するケースがある．発話速度は速く構音運動の範囲は狭い．この結果発話は不明瞭となる．Darley等の研究によると，運動低下性構音障害のこのような発話特徴は，他のタイプの構音障害の発話特徴との一番の差異である[47]．

　ここで問題となるのは運動全体をコントロールしている内在的なリズムの形成ができるか否かということである．このタイプの症例ではゆっくりしゃべることを促しても発話速度を落とすことができない．また発話以外の課題でも運動の速度を外的な基準に合わせることが困難である．

　評価として発話以外の運動でも同様に運動速度のコントロールの不全が生じるかを評価する．上肢に著明な運動障害がない場合はタッピング課題を試みる．評価者はある一定の速度で机をタッピングしそのスピードを確認させた後，患者のみもしくは評価者と一緒に同様のスピードで机をタッピングするように指示する．内在的に速度を設定できないと，タッピングは加速してしまう[48]．

　さらに細かい単位，つまり単語内のひとつひとつの音節の発話時間は発話速度やリズムの異常を反映する．このような点を分析的に評価する方法としてはdiadochokinesisを用いることができる．研究的にはdiadochokinesisの1音節の持続時間の平均や変動を計測することで各タイプの発話の特徴を同定する試みがなされている．運動性構音障害においては1音節

の平均持続時間の増加はタイプを問わず共通した特徴である．持続時間の変動は印象として失調症に大きいことが予想されるが，実際の研究では他のタイプに比べ失調症では変動が大きいとするもの[49,50]，他のタイプとの差が明確には認められないとするもの[51,52]さまざまである．

実際にわれわれが聴取し発話の印象として感じるものは，これらの要素の総合である．現時点ではプロソディーに関与するある物理量をして運動性構音障害の各タイプを同定することは困難であり，臨床上は聴覚印象上の評価がプロソディーを評価するための強力な手段である．

聴覚印象上の評価ではアクセントのことなる同音意義語のペアーを発話させる，疑問文，平叙文のペアーを発話させ，イントネーションの違いを見る方法がある（構音・プロソディー検査）．また発話特徴抽出検査の中の項目の多くはプロソディーにかかわる項目である．

6.2. ピッチの変化

構音・プロソディー検査では，同音でアクセントの異なるペアーを発話させアクセントの変化がつけられるかを観察する[4]．ピッチ変化がどのくらい可能かは発話以外に音階に合わせて声のピッチを変化させられるかを観察する方法もある．評価者は患者の話声位をキーボードなどを用いて同定しそこから音階を上昇，下降させ音域，ピッチのコントロールを評価する．

発話時の抑揚の乏しいことと，音域の狭小化，音階の変化の少なさに対応するか観察する．失調症の患者では逆にピッチのコントロールができず音階の歌唱で過剰にピッチの幅がつきすぎてしまう場合もある．

6.3. 強さ（ストレス）の変化

強さの変化つけられないことに関しては，声の大きさにも関係する．大きな声が出せず声の強さのレンジが狭小化している場合，やはり抑揚に乏しい印象を受ける．発声の評価，声の大きさとの対応関係を見る．評価では声の大きさに変化をつけてもらい，どのくらいのレンジがあり大きさのコントロールが可能なのかを見る．

失調症ではストレスが過剰につきすぎてしまう場合も多い．これは運動の段階的なコントロール（graded control）が困難なためで爆発的な構音として聴取される．とくに促音のあとの破裂音，破擦音に顕著にこの傾向が現われる．（例：言った，バット，悪化）

6.4. 音の持続時間（リズム）の変化

これはとくに失調症にみられ，長母音の短縮，撥音，促音の時間の歪みがみられる．これらの時間軸上での構音運動のずれは失調症特有のプロソディーの歪みとして聴取される．評

価としては長音，促音，撥音で対応するペアーを作り，出しわけが明確に可能か誇張されていないかを評価する．（例：琴－コート，泥－道路，旗－張った，鳩－ハット，）．

引用文献

[1] 阿部博香, 米川紘子, 太田文彦, 今泉　敏: 嗄声の聴覚心理的評価の再現性. 音声言語医学 27: 168–177, 1986.
[2] 溝尻源太郎, 他: GRBAS 尺度の再現性の向上に関する事柄. 音声言語医学 37: 305–311, 1996.
[3] 粕谷英樹: 声の音響的評価. 音声言語医学 31: 331–334, 1990.
[4] 伊藤元信, 他: 運動障害性（麻痺性）構音障害 Dysarthria の検査法—第 1 次案. 音声言語医学 21: 194–211, 1980.
[5] Bobath B: Adult Hemiplegia: Evaluation and Treatment 3rd ed. HEINEMANN MEDICAL BOOKS, 1990.（紀伊克昌訳: 片麻痺の評価と治療. 医歯薬出版, pp.9–14, 1992）
[6] 古澤正道: 中枢性口腔運動障害の治療―呼吸発声の問題を中心にして―, 運動性構音障害に対するアプローチ―神経発達学的治療―, 日本聴能言語士協会講習会実行委員会, pp.23–29, 1992.
[7] 古澤正道: 脳卒中後の口腔顔面機能障害への運動療法. 理学療法 4: 139–145, 1987.
[8] Bobath B: 前掲書, p.14.
[9] Bobath B: 前掲書, p.9.
[10] Bobath B: 前掲書, p.12.
[11] Chi-Chen Mao, et al: Anterior operculum syndrome. *Neurology* 39: 1169–1172, 1989.
[12] Hixon TJ, & Weismer G: Perspectives on the Edinburgh studies of speech breathing. *JSHR* 32: 466–480. 1995.
[13] Kent RD: The speech science. Singular Publishing Group Inc., pp.94–96, 1997.
[14] Penkins WH, Kent RD: Textbook of Functional Anatomy of Speech, Language, and Hearing. Little, Brown and Co., 1982.
[15] Sharp JT: Respiratory muscles: a review of old and newer concept. *Lung* 157: 185–199, 1980.
[16] Luce JM, Culver BH: Respiratory Muscle Function in Health and Disease. *Chest* 81: 82–89, 1982.
[17] Davis PM: Right in the Middle. Springer-Verlag, 1990.（富田昌夫監訳: Right in the Middle. シュプリンガー・フェアラーク東京, pp.36–38, 1991）．
[18] Fugel-Meyer AR, Grienby G: Respiration in tetraplegia and in Hemiplegia: review. *Int Rehabil Med.* 6: 186–190, 1984.
[19] Borden GJ, Harris KS: Speech Science Primer 2nd ed. Williams & Wilkins, 1980.（広瀬　肇訳: ことばの科学入門. MRC メディカルリサーチセンター, p.86, 1984）
[20] 垣田有紀: "発声の物理". 日本音声言語医学会編: 声の検査法 第 2 版 基礎編. 医歯薬出版, pp.66–73, 1994.
[21] Hixson T, Hawley J, and Willson: An around-the-house devise for the clinical determination of respiratory driving pressure: A note on making simple even simpler. *J. Speech Hearing Dis.* 47: 413–415, 1982.
[22] 澤島正行: 発声持続時間の測定. 音声言語医学 7: 23–28, 1966.
[23] Darley FL, Aronson AE, Brown JL: Motor speech Disorder. W.B. Saunders Company, 1975. （柴田貞雄訳: 運動性構音障害. 医歯薬出版, pp.92–94, 1982）
[24] 福迫陽子, 他: 麻痺性（運動障害性）構音障害の話しことばの特徴―聴覚印象による評価. 音声言語医学 24, 149–164, 1983.

[25] 粕谷英樹：" 声の音響分析". 日本音声言語医学会編：声の検査法 第 2 版 基礎編. 医歯薬出版, pp.117–150, 1994.
[26] 粕谷英樹：音響分析による音声の評価. 音声言語医学 29: 194–199, 1988.
[27] 内田　智, 菊地義信, 粕谷英樹：声のスペクトル傾斜および変動特性に関する検討. 日本音響学会講演論文集 1: 261–262, 1986.
[28] 廣瀬　肇：中枢神経疾患と音声障害. 音声言語医学 42: 121–128, 2001.
[29] 溝尻源太郎, 他：喉頭に器質的な変化のない音声障害. 音声言語医学 33: 123–124, 1992.
[30] Dickson DR, Dickson WM: Anatomical and Physiological Bases of Speech. Little, Brown and Co., 1982.
[31] 小島義次, 他：「声の on-off 検査」の臨床的意義—痙性麻痺性ならびに失調性構音障害患者における硬い声たて繰り返し課題の検討—. 音声言語医学 29: 161–167, 1988.
[32] 小島義次：運動性構音障害患者の発声発語器官にみられる運動障害の諸相. 聴能言語学研究 7: 101–103, 1990.
[33] 椎名英貴：Dysarthria の治療. 聴能言語学研究 12: 175–182, 1995.
[34] 伊藤元信：成人構音障害者用単語明瞭度検査の作成. 音声言語医学 33: 227–236, 1992.
[35] 大久保洋, 他：舌癌治療後の構音機能. 音声言語医学 26: 236–244, 1985.
[36] 川口寿郎, 他：25 語音リストによる口腔癌述語の構音機能. 音声言語医学 31: 226–234, 1990.
[37] 伊藤元信：単語明瞭度検査の感度. 音声言語医学 34: 237–243, 1993.
[38] 柴田貞雄：言語障害. 笹沼澄子編：リハビリテーション医学全書 11, 医歯薬出版, pp.184–185, 1975.
[39] 西尾正輝：旭式発話メカニズム検査. インテルナ出版, 1994.
[40] Heltman and Peacher, Canter GJ: Speech Characterristics of Patient with Parkinson's Disease: Articulation, Diadocokinesis, and Overall Speech Adequacy. J. Speech Hearing Dis. 30: 217–224, 1965.
[41] Hixon TJ and Hardy JC: Restric motility of speech articulators in Cerebral palsy. J. Speech Hearing Dis. 9: 293–305, 1964.
[42] 西尾正輝：Spastic Dysarthria における発話メカニズムの運動機能 (1). 音声言語医学 34: 158–180, 1993.
[43] Love RL, et al: Speech performance, dysphagia and oral reflexes in cerebral palsy. JSHD XLV: 45–48, 1980.
[44] 椎名英貴：摂食・嚥下障害への治療的介入—治療効果, 構音との関連—聴能言語学研究 17: 28–35, 2000.
[45] Berkovitz BKB, Moxham BJ: A Textbook of Head and Neck Anatomy. Wolfe Medical Publications Ltd, 1988.
[46] 日本音声言語医学会運動障害性（麻痺性）構音障害小委員会：運動障害性（麻痺性）構音障害 Dysarthria の検査法—第一次案短縮版の作成. 音声言語医学 40: 164–181, 1999.
[47] Darley FL, Aronson AE, Brown JL: Motor speech Disorder. W.B. Saunders Company, 1975（柴田貞雄訳：運動性構音障害. 医歯薬出版, p.127, 1982）
[48] 小沢由嗣, 他：パーキンソン病患者における構音器官のリズム形成障害の検討. 音声言語医学 40: 64, 1999.
[49] 小田嶋奈津, 他：麻痺性（運動障害性）構音障害の定量的分析—音響分析による検討—. 臨床神経 28: 1046-1053, 1988.
[50] Tatumi I, et al: Acoustic properties of ataxic and perkinsonian speech in syllable repetition tasks. Ann. Bull. RILP 13: 99–104, 1979.
[51] Ackermann H, Hertrich I, Hehr T: Oral Diadochokinesis in Neurological Dysarthrias. Foria

Phoniatr Logop 47: 15–23, 1995.

[52] Portnoy RA, Aronson AE: Diadochokinetic syllable rate and regularity in normal and in spastic and ataxic dysarthric subject. *J. Speech hearing Dis.* 47: 324–328, 1982.

付録

発声発語器官検査

ID　　　　氏名　　　　　　様　　　年　月　日
ST

呼吸発声 坐位での体幹	坐位保持能力 骨盤—腰椎（前後）*1 胸郭（左右）*2 腹部	1 不可 1-a 保持不可 1-a 保持不可 □トーン↑	2 要テーブル -b 誘導不可 -b 誘導不可 □トーン↓	3 上肢支持側方 2-a 誘導くずれる 2-a 誘導くずれる □押し出し↑	4 上肢空間 -b 誘導抵抗 -b 誘導抵抗	5 問題なし 3 問題なし 3 問題なし
呼吸	安静時呼吸*3 深呼吸*4 腹部の押し出し*5 発声持続 /a/ 発声持続 /s/ 発声時パターン （ブローイング）	□吸気優位（正常） □腹部優位 1 不可 1 不可 2 2 □努力性呼気（トーン↑） □努力性吸気 sec	□呼気優位 □胸郭優位 2 深呼吸可/ 保持不可 2 弱い ＜2sec ＜2sec □逆呼吸	□（　） □胸腹部同期 3 深呼吸可/ 保持可 3 3 ＜5sec 3 ＜5sec □呼気優位（トーン↓） □発声時後方へ	4 ＜10sec 4 ＜10sec □（　）	3 問題なし 5 ＞=10sec 5 ＞=10sec
発声	声質 安静時喉頭位置 喉頭周囲 発声時特徴*6 on-off 課題 /a, a,–-/ /ha, ha, ha, –-/ ハミング /m:/	□粗糙性 □挙上 □トーン↑ □喉頭周囲トーン↑ □硬起声（–） □ h の省略 □声質の改善（+）	□気息性 □正常 □正常 □しだいに声質↓ □テンポ↑ □テンポ↓	□無力性 □下制 □トーン↓ □喉頭下制 □リズム↑ □リズム↓	□努力性 □努力性↑ □努力性↓	□努力性 on-off 不十分 □無声化
下顎 形態 触診（トーン）*7 反射 指示による運動 自律的な運動	開口 交互運動（開口—閉口）speed 臼歯で噛んだ 舌圧子を引き抜く	1 下制位が顕著 1-a トーン↓/開口傾向 1-b トーン↑開口傾向 □緊張性咬反射 1 開口（–） □左右差 右 1 保持（–） 左 1 保持（–） 左右差 右（　）左	2 下制位が目立つ □下顎反射 □前方へのスライド（–）*8 /5sec □リズムの乱れ 2 引き抜ける 2 引き抜ける	3 常時閉位 2-a トーン↓噛みしめ弱い 2-b トーン↑伸長に抵抗 2 開口（+） □後半速度の低下 3 引き抜けない 3 引き抜けない		3 問題なし 3 問題なし □運動切り替え拙劣
口唇 形態 触診（トーン） 反射 指示による運動 自律的な運動	（突出） （横引き） 交互運動 （口唇前方—横引き） 舌圧子を口唇で挟む*9 指を頬に押し返す*10	1 閉位不可 1-a トーン↓抵抗なし 1-b トーン↑可動性無い □輪筋反射 右 1 運動不可 左 1 運動不可 左右差 右（　）左 右 1 運動不可 左 1 運動不可 左右差 右（　）左 □レンジ不十分 右 1 保持不可 左 1 保持不可 左右差 右（　）左 右 1 不可 左 1 不可 左右差 右（　）左	□ sucking reflex 2 不十分 2 不十分 2 不十分 2 不十分 speed /5sec □リズムの乱れ 2 弱い抵抗 2 弱い抵抗 2 運動可能 2 運動可能	2-a トーン↓弱い抵抗 2-b トーン↑強い抵抗 3 最終域 3 最終域 3 最終域 3 最終域 □後半運動の低下 3 強い抵抗 3 強い抵抗 3 押戻せる 3 押戻せる		3 左右非対称 3 問題なし 3 問題なし □運動切り替え拙劣
舌 形態 触診（トーン） 指示による運動*13 自律的な運動	舌の他動的な 引きだし*11 奥舌を下へ押す*12 前方 左右：右 左 交互運動（前後） 交互運動（左右） 舌尖挙上（上口唇中央） 舌圧子の舌尖 による押し出し*14 上門歯裏の綿棒を 舌先で押し出す 舌圧子の奥舌 による押し上げ （/ke/を産出させる）	□舌骨，喉頭下制 □後方引き込み 1-a トーン↓過剰に伸長 1-b トーン↑ つかめない □強い引き戻し 1-a トーン↓抵抗なし 1-b トーン↑可動性無い 1 歯列内，不動 1 不動 1 不動 □範囲十分 /5sec □範囲十分 /5sec 1 挙上（–） 1 不可，歯列内 1 不可 1 不可 □めり込む	□後方傾斜 □右・左へ偏位 2-b トーン↑ つかめる □奥舌の固さ □萎縮あり 2-a トーン↓弱い抵抗 2-b トーン↑強い抵抗 2 歯列まで 2 中間 2 中間 □範囲不十分 □範囲不十分 2 口唇まで 2 押し出せない □固い	□スプーンを伏せた形 3-a トーン↓抵抗弱い 3-b トーン↑ □口唇越える □左右差 □不随意運動あり 3 口角/不正確 3 口角/不正確 3 口角/不正確 □規則的 □規則的 2 挙上（+）到達（–） 3 舌尖（–） and 位置（–） 3 舌背で押し出す 2 口蓋につかない	4-b 抵抗あり □厚く抵抗 □筋繊維束攣縮あり 4 口唇超える 4 頬/不正確 4 頬/不正確 □不規則 □不規則 4 舌尖（+） or 位置（+） 4 舌尖反転 ぎこちない	5 問題なし 5 問題なし □前方薄く柔らか □問題なし □問題なし 5 正常域 5 口角・頬/正確 5 口角・頬/正確 □後半運動↓ □後半運動↓ 3 できる 5 問題なし 5 問題なし
軟口蓋 形態 トーン*15 自律的な運動	/a/ 発声—視診 /i/, /s/ 持続発声 頬膨らまし*16	□下制 1-a トーン↓活動性なし 1-b トーン↑可動性無い 1 挙上不可/わずか 1 不可	□横に張っている 2 （右・左）不可, 不十分 鼻息鏡 右 2 抵抗に負ける	□右偏位 2-a トーン↓弱い抵抗 2-b トーン↑強い抵抗 3 挙上可 左 /メモリ	□左偏位	3 問題なし 3 問題なし 3 抵抗に負けない

*¹前後方向への体重移動　a トーン↓　b トーン↑のため実現困難
*²左右方向への体重移動胸郭の可動性を観察　a トーン↓　b トーン↑のため実現困難
*³視診，触診にて評価
*⁴随意的に深呼吸可能か，また吸気位で保持できるか
*⁵肋骨下縁に手指を当て腹部の拡張が見られるか観察
*⁶発声時に喉頭周囲を軽く触診する（圧迫しないように）．喉頭の位置，舌骨上筋・下筋のトーンの変化を観察
*⁷下顎閉位の困難さをトーンとの関連で評価
　　a-1　閉位を誘導するとルーズで閉位で保ちにくい
　　a-2　閉位は実現できてもトーン↓のため強く噛みしめられない
　　b-1　閉位を誘導すると挙上方向に抵抗感が強く閉位しにくい
　　b-2　頚部全面を伸長すると抵抗感あり
*⁸耳孔前方に指をあて下顎枝が前方にスライドするか触診する
*⁹舌圧子を水平にし口唇にはさんだものを引き抜く
*¹⁰指を頬の内側に入れ外側に軽く押す．この指を頬によって内側に押し戻させる
*¹¹舌をガーゼに包み，他動的に引き出す
　　1-a　トーンが低く正常域以上に引き出せる
　　2-b　舌をつかめるがその位置から伸長できない
　　3-b　最終域まで伸長できない
　　4-b　最終域まで伸長できるが抵抗感がある
　　□奥舌の固さ：舌前方は伸長するが，奥舌に抵抗がある
　　□厚く抵抗：舌の上下径が厚く，押しつぶすと抵抗感がある
*¹²舌圧子で舌を下方に押したときの抵抗感を観察
*¹³尖端のはっきりしたもので舌尖と口角をさわりその位置に正確につけるよう指示
　　3　口角までは到達するが位置は不正確
　　4　口角は正確だが頬は不正確
　　5　口角，頬とも正確に到達可
*¹⁴水平においた舌圧子を舌によって押し出す．舌圧子の位置を上下に少しずつ変え2～3回繰り返す
　　2　口唇まで押し出せる
　　3　舌尖が形成できない，かつ舌圧子の位置変化に対応できない
　　4　舌尖の形成，舌圧子の位置変化どちらかが可能
　　5　両者可能
*¹⁵舌圧子により軟口蓋を触診する．下制している場合は上方へ持ち上げる
　　嘔吐反射の強い場合は実施不可
*¹⁶頬を膨らませてもらい，その頬を指で押す．奥舌で閉鎖ないよう指示必要

構音・プロソディー検査

oral-diadochokinesis	[papapa—]	回／5sec	□リズム規則的	□リズム不規則	□構音正確	□構音不正確
	[tatata—]	回／5sec	□リズム規則的	□リズム不規則	□構音正確	□構音不正確
	[kakaka—]	回／5sec	□リズム規則的	□リズム不規則	□構音正確	□構音不正確
	[pataka—]	回／5sec	□リズム規則的	□リズム不規則	□構音正確	□構音不正確
母音	[i]		1 産出不可	2 歪む	3 産出可	□開鼻声
	[e]		1 産出不可	2 歪む	3 産出可	□開鼻声
	[a]		1 産出不可	2 歪む	3 産出可	□開鼻声
	[o]		1 産出不可	2 歪む	3 産出可	□開鼻声
	[u]		1 産出不可	2 歪む	3 産出可	□開鼻声
両唇 [p]	ぱ [pa]		1 産出不可	2 歪む	3 産出可	□開鼻声
	アパート [apa:to]		1 産出不可	2 歪む	3 産出可	□開鼻声
	春になってタンポポも [tampopomo] 咲き出した		1 産出不可	2 歪む	3 産出可	□開鼻声
両唇 [m]	ま [ma]		1 産出不可	2 歪む	3 産出可	
	甘い [amai]		1 産出不可	2 歪む	3 産出可	
	事故で目も耳も [mimimo] 怪我をした		1 産出不可	2 歪む	3 産出可	
歯茎―舌尖 [t]	た [ta]		1 産出不可	2 歪む	3 産出可	□開鼻声
	頭 [atama]		1 産出不可	2 歪む	3 産出可	□開鼻声
	いやな仕事もあなたとなら [anatatonara] できる		1 産出不可	2 歪む	3 産出可	□開鼻声
歯茎―舌尖 [n]	な [na]		1 産出不可	2 歪む	3 産出可	
	あなた [anata]		1 産出不可	2 歪む	3 産出可	
	墨で 大きく 七の [nanano] 数字を書いた		1 産出不可	2 歪む	3 産出可	
歯茎―舌尖 [r]	ら [ra]		1 産出不可	2 歪む	3 産出可	□開鼻声
	荒い [arai]		1 産出不可	2 歪む	3 産出可	□開鼻声
	敵に点をいれられた [irerareta]		1 産出不可	2 歪む	3 産出可	□開鼻声
歯―舌尖 [s]	さ [sa]		1 産出不可	2 歪む	3 産出可	□開鼻声
	朝日 [asaçi]		1 産出不可	2 歪む	3 産出可	□開鼻声
	彼は静かにささやいた [sasajaita]		1 産出不可	2 歪む	3 産出可	□開鼻声
歯茎後―前舌 [ʤ]	じょ [ʤo:]		1 産出不可	2 歪む	3 産出可	□開鼻声
	異常 [iʤo:]		1 産出不可	2 歪む	3 産出可	□開鼻声
	その傾向が助長 [ʤotʃo:] された		1 産出不可	2 歪む	3 産出可	□開鼻声
軟口蓋―奥舌 [k]	か [ka]		1 産出不可	2 歪む	3 産出可	□開鼻声
	赤い [akai]		1 産出不可	2 歪む	3 産出可	□開鼻声
	子供に手紙の書き方 [kakikata] を教える		1 産出不可	2 歪む	3 産出可	□開鼻声
声門 [h]	は [ha]		1 産出不可	2 歪む	3 産出可	□開鼻声
	サハラ [sahara]		1 産出不可	2 歪む	3 産出可	□開鼻声
	彼は大きくははは [hahaha] と笑った		1 産出不可	2 歪む	3 産出可	□開鼻声

音読 (桜の花)	明瞭度	□開鼻声、鼻漏出による歪　　□その他歪	□省略　　□置換	□付加　　□音の誤りなし
プロソディー (桜の花)	発話速度	秒 □語音の繰り返し　　□長母音化　　□長母音の消失　　□撥音、促音の長さの異常 □発話速度の変化　　□一息で言える発話の長さが短い □語頭、語音間、音節間、語間の間隔の遷延、沈黙休止 □上記の異常なし		
自由会話				
発話明瞭度		1　　2　　3　　4　　5		
異常度 ↑		1　　2　　3　　4　　5		

- 本表は構音の問題を簡便に検出できるように，母音，子音の一部を抽出し，それが含まれる，単音節，単語，文章を配したものである．
- 全ての子音，母音についての構音検査は既存の構音検査（たとえば音声言語医学会のもの）を使用する．
- 文章ではターゲットとなる単語が3文節目に埋め込まれている．ターゲットとなる単語には当該の子音が2～3回連続して現われるものを選定してある．評価では当該の子音すべてが構音可能な場合産出化とする．
- 問題がある構音についてはさらに掘り下げた評価を行う（本文表3参照）．
- 自由会話では気候，住所，仕事の内容，家族構成など話す内容を定式化しておくと他の症例と比較しやすい．

構音のまとめ

		両唇	歯茎 舌尖	後部歯茎 前舌	硬口蓋 中舌	軟口蓋 奥舌	声門
通鼻		m	n			ŋ	
破裂	無声	p	t			k	
	有声	b	d			g	
摩擦	無声	ø	s	ʃ	ç		h
	有声						
破擦	無声		ts	tʃ			
	有声		dz	dʒ			
弾音			ɾ				
半母音					j		

母音　　　　　　　　　　　i　　　　ɯ
　　　　　　　　　　　　e　　　o
　　　　　　　　　　　　　　a

第3章

運動性構音障害の治療

―― 機能障害へのアプローチ

●長谷川和子

1. はじめに

　運動性構音障害へのアプローチは機能障害・能力障害（活動）・社会的不利（参加）の3つのレベルに分けて考えられる（現在は，機能・活動・参加・環境の4つのレベルが考えられている）．機能障害は，筋の緊張や協調性・感覚の異常により生じる音の歪みや声の異常などであり，構音検査や発声発語器官の運動機能検査などによって分析的に捉えられる．能力障害はコミュニケーションに支障があることであり，発話明瞭度や代償的方法の使用能力などによって捉えられる．社会的不利はコミュニケーションが取れないことによって生じる不利益であり，就業困難や行動の制限である．運動性構音障害では多くの場合原因疾患そのものを取り除くことが困難なために，コミュニケーションの効率化をはかりよりよく生きることを援助するためには，上記の側面全体を視野に入れて治療を組み立てることが必要である．

　従来行われている訓練方法を概観すると，能力障害に対するアプローチが比較的多い．発話速度やリズム・強勢を変えて発話明瞭度をあげる方法（pacing法やphrasing法，強勢対比訓練など），軟口蓋挙上装置やDelayed auditory feedback装置などの補助器具を用いる方法，文字盤やパソコンなどの代替手段，聴き手のコミュニケーションスキルを向上させる方法などである[1,2]．

　それに対し，機能障害に対するアプローチは，その必要性の認識が高まってはいるが，充分に行われているとはいえない[3]．特に中枢神経疾患による運動性構音障害の治療は，訓練室以外での汎化が認められにくい，随意的な努力により異常な緊張が必要以上に高まりやすいなどの理由から効果が上がりにくいという印象をもたれている．しかし，この分野の患者数は多く，治療概念や技術の発展のための努力がなされなければならない．本章では，主に脳血管障害や頭部外傷の後遺症である運動性構音障害の機能障害レベルの治療について述べる．

2. 脳の可塑性

　中枢神経系疾患に起因する身体の運動機能障害に対して機能障害レベルでの積極的な治療が試みられるようになったのは，30年以上前である．脳神経生理学の進歩は，神経系の目的的機能の回復を意図する機能回復神経学という神経科学の一分野を生み，この分野の発展によって，「中枢神経系の損傷後に起こる新たなシナプス形成，損傷を受けた軸索の成長，損傷ニューロンや近隣ニューロンからの発芽，それらに関与する物質が知られ，神経可塑性の本態が明らかにされ始めた」(中村，1997)[4]．

　可塑性とは，環境からのさまざまな刺激を経験することによって変化する性質を意味している．脳の神経系は，損傷を受けた後も，その後の活動と経験によって変化し，新たに体制化される．機能障害レベルの治療とは，脳機能の再体制化の過程に治療的に介入して，より望ましい道筋をたどるように働きかけることといえよう．

3. 正常運動の要素とその障害

　一般に人が機能的活動を行おうとするときは，活動の目的を意識しており，活動の過程は意識されない．話をするときには，話の内容やそれに対する相手の反応に注意が向けられ，呼吸の仕方，喉頭の動き，口唇や下顎・舌の協調的な動きなど発話の運動過程は意識されることがない．しかし，活動にかかわるそれぞれの筋の緊張と協調性の様態（運動パターン）は次々と変化し，機能的目標をなめらかに効率的に遂行するために活動している．運動は，筋の緊張とそれらが組織として働く協調的なパターン，動きを誘導し同時にフィードバックする感覚系（外受容感覚と自己受容感覚），末梢の運動器の状態に影響される．

3.1. 筋緊張（トーン）

　筋緊張というのは，筋を他動的に伸張したときに感じられる抵抗である．これには，神経的要素と非神経的要素が含まれており，前者は，中枢および末梢の神経系の働きによってもたらされる緊張であり，後者は栄養，循環動態を含めた皮膚および筋繊維の状態である．

　筋緊張は，機能的活動のなかで刻一刻と変化する．[a]という場合の舌の緊張と[i]という場合の舌の緊張は異なり，音のわたりのなかでも段階的に変化する．正常な筋緊張というのは，活動に応じて速やかに高まりまたゆるむことができる．

　筋緊張はもう一方で，身体の各部位の位置関係を維持し，絶えず姿勢を保持している[5]．たとえば，下顎は頭蓋に吊り下げられている組織であるが，正常では安静時，ほぼ閉口位が保

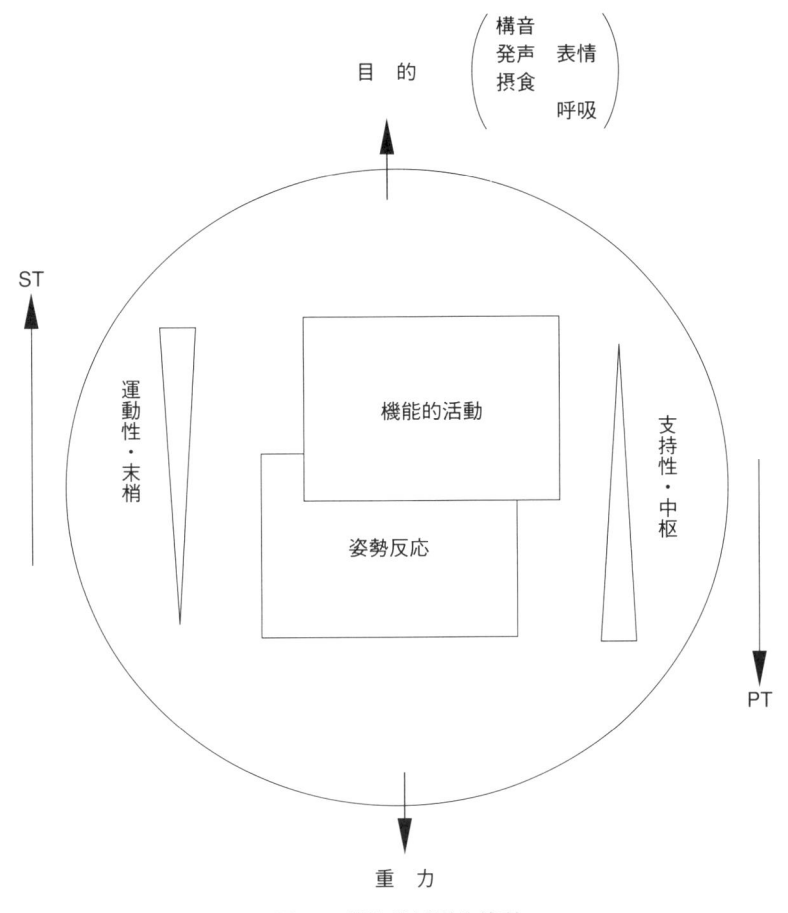

第3章 運動性構音障害の治療——機能障害へのアプローチ　87

図1　機能的活動と姿勢

たれている．われわれは就寝時でも，舌骨沈下を起こさない．これは，重力に抗して絶えず身体が反応し，抗重力活動が生じているためである．姿勢が変わり重心の位置が変化しても，身体の安定性を保つように全身の筋緊張は調整され，身体各部位の位置関係は適切に維持される．このような反応は，直立して重力下で生活する人間に備わった自律的（automatic）な姿勢の制御であり，姿勢反応と呼ばれる．姿勢反応は，平衡反応や立ち直り反応として発達してくる．

　姿勢反応は，単に安定した状態を達成するのではなく，機能的活動を正常な運動パターンで行えるような状態を絶えず準備している動的な過程である[6]（図1）．とくに身体の中枢部である体幹は，姿勢の変化によらず頭部が体幹の上にほぼ垂直で左右対称に位置し，体幹に対して自由に動くことができることを保証している．このような体幹と頭部の関係は，頸部や口腔顔面領域の活動が，選択的で巧緻的に行われるための背景となる．

　機能的活動に追従して身体各部位の位置関係を動的に維持している筋緊張は，姿勢緊張（Postural Tone）と呼ばれている．姿勢緊張は，その他の内部環境（身体状況や心理的要因など）や外部環境（置かれた環境の要因）によっても，影響を受ける．

正常な筋緊張は，運動性を阻害するほど高くもなく，安定性・支持性を失うほど低くもないある幅のなかで，臨機応変に変化する．

　障害例では，発症直後，中枢からの運動制御を失った部位で筋緊張が正常の幅を越えて低下，弛緩ないしは動揺する．重力に抗して姿勢を保持することができず，身体部位の位置関係がくずれ，機能的活動に必要な運動性や安定性が得られなくなる．舌筋群の緊張が低下すると，舌は薄く平たくなり口腔底に下垂する．運動性が得られず，構音は不明瞭化し発話速度が低下する．

　活動は，運動性の低下と不安定さと発症前とは異なる身体感覚をともなって始まる．部位によっては，過剰な緊張が生じる．過緊張には，病的な緊張の亢進と代償的な過活動や代償的な固定によるものがみられる．

　病的な緊張の亢進（痙縮や固縮）は，運動性を阻害する．単独の筋ではなく複数の筋に生じ，分離性の欠けた定型的な運動パターンをひきおこす．舌に痙縮がみられると，舌は後方に引かれて硬くなり，口外に挺出することが困難になる．前舌と奥舌の分離運動や舌尖の選択的な運動を行うことが難しくなり，母音や子音の歪み，発話速度の低下などがもたらされる．正常な筋では，緊張が高まっても必要に応じて速やかに低下することができる．しかし痙縮のみられる筋では，亢進したままゆるむことができず，努力性に運動を続けるとむしろ増大するので，長く話す内に話しにくさは増し，発話の明瞭度は一層低下する．

　運動性の低下や不安定性は，代償的な過活動や代償的な固定をもたらす．顎関節の一側に低緊張による不安定性があるとき，他方はしばしば顎運動の安定性のために過剰に固定され，動きにくくなる．その結果，下顎や舌の運動は制限されたり，一層偏位する．

　仮性球麻痺による運動性構音障害は，痙性麻痺性構音障害（spastic dysarthria）といわれ，筋緊張の亢進が強調される．しかし実際には，痙縮と低緊張，代償的な活動などが混在している．失調性の構音障害（ataxic dysarthria）では，協調性の障害の他に，筋緊張の低下や代償的な固定が認められる．

3.2. 相反神経支配と運動の協調性

　機能的活動が効率よく遂行されるためには，各々の筋が集団として適切に制御される必要がある．「動物の進化にともなって脳の微細構造が集積度を増すとともに，脳の組織のされ方がより高度になっていく．この組織性にこそ進化した脳の特徴があるはずである」（伊藤，1993）[7]といわれるように，中枢神経系の運動制御の大きな特徴は，組織的な制御にあると考えられる．

　開口時には，主動作筋である開口筋群が優位に働くが，一方的に開口筋群が活動するわけではなく，絶えず拮抗筋である閉口筋群とバランスを取っている．その結果，なめらかな開口が実現する．主動作筋群と協同筋群の関係も組織的に制御される．

　一般に，身体の遠位部（より末梢の部位）の運動性は，近位部（より中枢の部位）の安定性

を支持基盤としている[8]（図1）．胸郭は，脊柱が抗重力的な伸展を保持しているときに，もっとも適切に活動することができる．「舌は，その側方では歯茎部に対して，垂線上では安定した下顎の位置によって安定されている（stabilize）時に，その末梢部を自由に動かすことができる」（Fletcher, 1992）[9]．

　口輪筋や舌筋は，正中で左右の緊張のバランスが保たれ効率的に活動する．口腔顔面領域や身体の左右は，互いに運動性と支持性を兼ね備えた動的な協調関係にある．

　これらの筋群の関係は，神経系の相反神経支配によって制御されており，運動の巧緻性やタイミング，方向性，なめらかさなどが保証される．

　正常な神経系によって制御された筋群の協調的な働きによって，活動はタスク依存的な多様な運動パターンを示し得る[10]．この多様性によって，発話運動では，発話の内容や発話意図，心理状態などの多くの可変的な情報が伝達される．

　神経疾患により筋群の組織的な制御が崩れると，それらの筋群の間の異常な関係が生じる．たとえば，主動作筋群と拮抗筋群が同時に過剰に収縮する（異常な同時収縮）．下顎の開口筋群と閉口筋群の緊張が同時に高まると，下顎はやや開口したままで，硬く動かしにくくなる．一方の筋群が過剰に収縮するために，拮抗筋群ないし反対側の筋活動が過剰に抑制される場合もある（異常な相反抑制）．後頚筋群が過緊張状態にあると，前頚筋群は活動しにくい．口唇を横に引くように指示すると，しばしばより緊張の高い側の頬が強く引かれ，低い側はある程度運動性を持っているにもかかわらず活動は過剰に低下する．

　努力や緊張によって，過緊張が麻痺側の広範囲に増大してしまう連合反応と呼ばれる異常反応が生じることもある．

　組織的な筋活動のくずれは，全身的にもみられる．身体の中枢部の安定性が欠けると，より末梢部は選択的な運動性を発揮することができない．腹部筋群の姿勢緊張が低下や動揺によって安定性を失うと，肩甲帯や頚部を硬くし姿勢を固定しようとする．そのため，喉頭や舌骨，顔面筋群の巧緻な活動が影響を受ける．

　正常運動は多様性を特徴とするが，中枢神経疾患では運動に質的な変化が生じ，安定性が欠けたり，選択性を失った定型的なパターンになる．

3.3. 感覚知覚

　運動は感覚知覚情報に従って制御されており，感覚受容系の働きを運動と切り離して考えることはできない．運動の再学習は，運動の型を教えられることによってではなく，運動にともなう知覚経験の積み重ねにより，能動的な運動制御を学ぶことによって成し遂げられる．

　構音の獲得には，聴覚系の知覚とフィードバックが重要な働きをしていることは言うまでもないが，同時に触圧覚系の識別覚や固有受容感覚系の働きがなければ，構音運動を習得し自動化することはできない．すでに習得された運動ではフィードフォワード系の制御が働くといわれており，構音運動でも音のわたりにみられるように次の運動が自動的に準備される．

自動化された構音運動は他の運動と同様，固有受容感覚系の働きに大きく依存していると考えることができる．運動性構音障害では実際，「呂律が回らない」「喋りにくい」など運動感覚に関する訴えが多い．

運動障害にはさまざまな程度の感覚知覚障害がともなう可能性がある．明確な感覚障害が認められない場合でも，異常緊張のある筋からの感覚情報は歪む可能性がある．治療では，この点に留意する必要がある．

4. 治療原則

治療目標は，機能的活動をより正常運動に近いパターンによって行えるようにすることである．正常な筋緊張と協調性，正常な感覚知覚系を主な要素として，巧緻性が高くなめらかで多様な運動パターンが実現する．その結果，活動は正確で効率よく楽に行われる．

障害例では，これらの要素に異常が生じる結果，多くの場合，活動は不正確で定型的になり，非効率的努力的に行われる．

機能障害レベルの治療原則は，次のように考えられる．

1. 異常構音を，聴覚的・音響学的観点に加えて，運動機能学的・神経生理学的に分析し，治療する．
2. 姿勢反応にともなう全身的な筋群の制御を背景とした，筋緊張と協調性の改善をはかる．
3. 機能的活動における筋緊張と協調性の制御は，タスク依存的であり，機能的目標と感覚知覚認知系の働きに規定される．そのため，機能的活動（構音）のなかで，より正常に近い運動パターンが実現されることと，それが適切な感覚知覚情報として受容されることが重要である．
4. 口腔顔面領域の感覚や筋緊張，協調性の問題は運動性構音障害の他に，摂食や表情の問題もひきおこす．発話と表情は独自の器官を持たず，呼吸と摂食器官を使用してより精巧な運動制御を獲得したものなので，それらの運動には共通の要素がみられる．口角を軽く引く動きは，母音 [i] の発音時にも，微笑みを浮かべる時にも嚥下をする時にも認められる．これらを口腔顔面領域の運動機能として総合的に評価し，治療する．

治療は，次のように行われる．

1. 機能的活動におけるより正常に近い運動パターンの実現と，その準備のために，直接触れて徒手的に操作する．患者自身の随意的な努力やセラピストの口頭指示のみによって機能的活動を促すと，異常筋緊張や異常な運動パターン，代償的な運動が増強されやすい．
2. 適切な運動が実現できるように，必要な準備を行う．
過緊張のある筋には，神経系の働きとして，抑制（inhibition）機構が働かなければならない．抑制は，感覚入力にともなう神経系の能動的な働きである．硬い筋をゆっく

り伸長（elongation）し動きを入れ（mobilize）ながら，分節的な動きを誘導し，活動全体として望ましいパターンに近づける．そのような経験を積むことで，抑制機構の働きを再構築する．

低緊張の場合には，崩れている位置関係を修正し姿勢反応を高めながら，タッピングや圧迫，バイブレーション（抑制的に働く場合もある），プレーシング（重力に対する姿勢，位置関係を維持しようとする身体の自律的な反応）などの刺激を用い緊張を高める．代償的な活動が高まらないように注意し，感覚情報が得られるように留意しながら少しずつ機能的活動のなかで感覚運動経験を繰り返し，運動の活性化をはかる．

3. 自律的な要素を多く含む運動から，随意性の高いものへ治療を進める．

　随意性の高い発話運動に比べ，摂食に関連する運動や対象物のある活動（笛を吹くときの口唇の動きなど）にはより自律的な要素が含まれている．そのような活動のほうが運動を引き出しやすいことが多い．より自律的な摂食関連動作や構音の要素的運動を生かし，構音運動につなげる．

4. 練習や反復は，紋切り型の運動パターンを習得させるためではなく，知覚情報を取り込み適切な運動へと筋群を組織的に制御する能力を促進させるために行われる．そのため，定型的な治療は行わない．働きかけに対する反応を聴覚的・視覚的・徒手的に絶えず評価しながら治療を進め，望ましくない反応は修正し，適切な反応は，より多様性を持ったものへと広げてゆく．

5. 治療的働きかけに対しては，ほとんどの場合何らかの反応が得られるはずである．1訓練回ごとに変化を引き出し積み重ねる．

6. 全身的な姿勢反応を促すために，必要に応じて理学療法士や作業療法士と共同して治療を行う．

5. 治　療

　患者の症状は個々に異なり，反応もそれぞれ異なるので，定型的な治療方法があるわけではない．ここでは，便宜的に筋緊張が高い場合と低い場合の治療の概略を例示したが，実際の患者では多くの要素を同時に持っていることも多く，症状は複雑である．反応を診ながら，個々の例に即した治療を行う．

　中枢神経疾患による障害例を診ると，多くの場合いろいろな問題点があげられる．治療にあたっては，目標とする機能とそれを改善させるために必要な要素について，よく分析し明確化して行う．

5.1. 発声に対する治療

　発声は，呼吸器による呼気の産生・喉頭での音声への変換・管腔による共鳴の過程によって特徴づけられる．それぞれの過程は独立した機能であると同時に，協調的に働く．たとえば，声の大きさは，呼気圧とその呼気に対応した声帯の内転と緊張によって調整されると考えられている．運動性構音障害では，多くの場合呼吸機能と喉頭機能の両者が障害され，それらの適切な相互作用がくずれやすいが，主要な問題点を明らかにし治療する．

1) 発声のための呼吸機能

　発声時の呼吸運動では，すばやい吸気によって吸気量を確保することと，呼気を保持して呼気を持続させることが必要である．そのために，胸郭と横隔膜，腹部は相互に効率的な動きを保障しながら協同して働く[11]．

　また，胸部と横隔膜，腹部の協調的な動きがなめらかに遂行されるためには，それらの動きを支える枠組みが必要である．フースラー[12]は声楽的発声の「呼吸の足場」として，脊柱伸筋・下腹筋・臀筋の働きをあげている（図2）が，通常の発話においてもこれら下部体幹の安定性と，骨盤を基礎として頭部まで伸びている脊柱の伸展活動が重要である．

　呼吸機能の治療では，次の要素が求められる．

　　1. 下部体幹の安定性と体幹の抗重力的な伸展活動（これらは，固定的な姿勢ではなく，さ

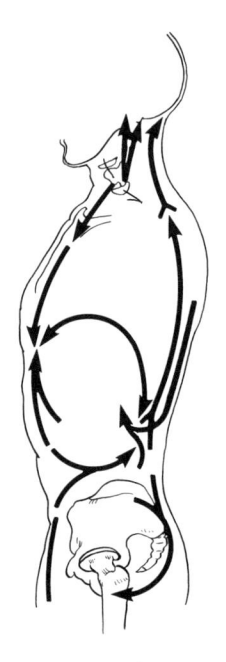

図2　呼吸の足場（フースラー）[12]

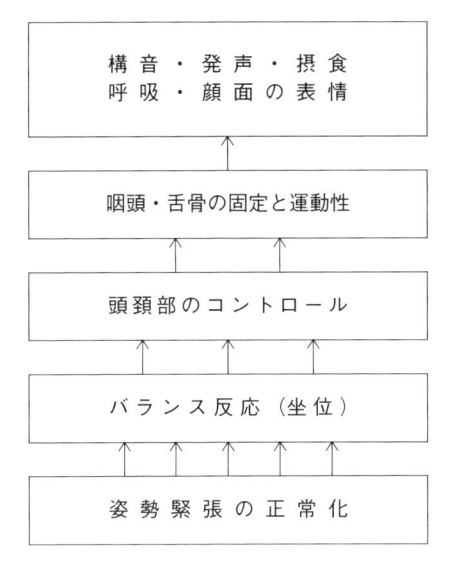

```
        ┌─────────────────┐
        │ 構音・発声・摂食 │
        │ 呼吸・顔面の表情 │
        └─────────────────┘
                 ↑
        ┌─────────────────┐
        │ 咽頭・舌骨の固定と運動性 │
        └─────────────────┘
               ↑ ↑
        ┌─────────────────┐
        │ 頭頚部のコントロール │
        └─────────────────┘
              ↑ ↑ ↑
        ┌─────────────────┐
        │ バランス反応（坐位） │
        └─────────────────┘
              ↑ ↑ ↑
        ┌─────────────────┐
        │ 姿勢緊張の正常化 │
        └─────────────────┘
```

図3　中枢性口腔顔面運動機能障害の治療過程（古澤）[13]

まざまな活動とそれにともなう重心の位置の変化のなかでも維持される要素である).

2. 胸郭・横隔膜・腹部それぞれの適切な筋緊張と協調的な運動

2) 発声のための体幹の治療

体幹の運動機能は発声にとってふたつの側面で重要である．ひとつは，胸郭と横隔膜，腹部の協調的な活動（運動性）であり，ひとつは喉頭機能の支え（支持性・安定性）である．体幹と頭部の安定性は，舌骨・下顎・顔面筋群の動きにも影響し，構音運動の前提条件にもなる．これらの関係を古澤は，図3のように表している[13]．

運動性構音障害患者でよくみられる体幹の異常運動パターンは，体幹の筋緊張が全体的に低く屈曲している，体幹の筋緊張が全体的に高く屈曲している，体幹下部に低緊張や不安定性があり体幹上部の緊張を高めて固定している，発声時に体幹の活動の左右差が強い，発声時に体幹を過伸展させる，などである．このうち以下のふたつの例の治療の流れについて簡単に述べる．

(1) 体幹の筋緊張が全体的に低い例

臨床像

聴覚印象は，声が小さい，声質が無力性・気息性嗄声，発声持続時間が短いなどである．

呼吸運動を観察すると，胸郭や腹部の動きが小さく，腹部と胸郭の動きが互いに相殺し合うシーソー呼吸などもみられる．発声時の吸気量がすくなく，呼気の保持が不十分である．

座位姿勢をみると，体幹がつぶれたように屈曲し頭部が垂れている，ないしは頭部だけをあげている．体幹を引き伸ばしてみると重く感じられ，脊柱の伸展を保持できない．胸郭を軽く押してみると柔らかく，運動性に欠ける．腹部は張りがない．

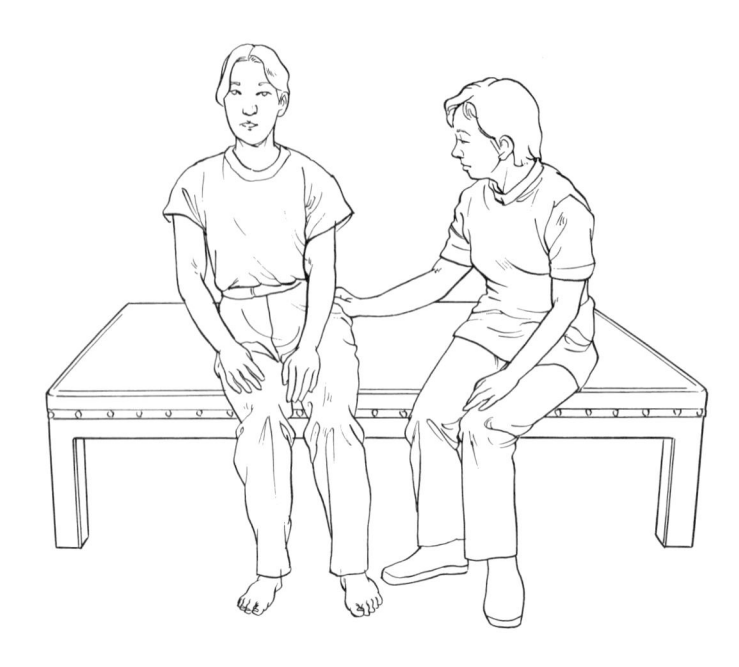

図 4　正常な姿勢反応の一例

治療方針
- 抗重力的な伸展活動を促す中で体幹の姿勢緊張を高め，体幹の安定性と呼吸筋群の運動性の改善をはかる．
- 胸郭・腹部・横隔膜の協調的な動きを促し，発声時の吸気と呼気の活動を高める．

治療例

　端座位で，セラピストは側方ないし後方から下部体幹を操作し，後方に偏位している重心を前方に誘導してみる．健常者では後傾位にある骨盤が容易に前傾方向に起き上がってきて脊柱が伸展する．さらに重心を左右方向へ誘導すると，重心が移動した側の体幹は伸展し反対側は側屈しながら，体幹は崩れることなく楽に誘導についてくることができる（図4）．これは，正常な姿勢反応が働き，姿勢緊張が全身的に調整されるためである．

　患者では，往々にして重く動かない，動かそうとすると前方に崩れるなどの反応がみられる．セラピストは後方から脊柱の伸展を介助しながら骨盤を前傾方向へ起こしてくる（骨盤は，体幹の基底を構成しているので，体幹の伸展位を保持するためには，骨盤が中間位にあることが必要である）．上部および下部体幹の位置関係（アライメント）を崩さずにゆっくり前方への重心移動を繰り返すなかで，重心の移動にともなう身体の伸展方向への自律的反応を引き出し，姿勢緊張を高める．

　姿勢に関する自律的反応は，身体を支える外界との接地面（身体の支持面）で，身体の重心の変化が知覚されることによって促通され，変化する．患者は多くの場合，麻痺によって生じた身体の不安定性を補うために，支持面を広くないしは多くしている（骨盤を後傾させて座面を広くする，手をつくなど）．あるいは，身体の一部を硬くし固定している（肩甲帯を

挙上内転させ，同時に頚部を硬くするなど）．それらの代償的な反応を減少させ，身体の安定性と運動性を促通するためには，自律的な反応をともなった運動が生じるように援助する．アライメントを整えてから支持面に対して肩や頭部から圧を加える，腹部に上方に向かってタッピングを加える，上肢のリーチ動作に合わせて体幹の伸展をはかるなどによって姿勢反応を促通した上で，ないしは促通しながら発声訓練を行う．

体幹の伸展の保持が困難な場合には，セラピストは自分の身体や三角マットに患者を寄り掛からせ（半仰臥位），体幹の伸展を外的に設定する．両手で腹側部からまとめるようにして下垂した腹部を適切な位置に整えると，これだけで呼吸パターンが改善することがある．腹部の動きの操作は，圧迫して呼気を産出させるためではなく，呼吸とタイミングを合わせて腹部の活動を活性化させる，腹部を安定させて横隔膜や胸郭の効率的な動きを促す，腹部から横隔膜の位置の修正をはかり，動きを活性化させるなど，胸郭と横隔膜，腹部の協調運動の改善を図ることを目的に行う．

座位では姿勢緊張を高めにくい時に，立位がよい場合もある．立位では，身体の支持面が足底に移ることで支持面は狭くなり重心は高くなるので，腹部筋群を中心とした姿勢緊張は高まりやすい．一方で，不安定性が増すために，身体を過剰に固定したり上肢で何かにつかまるなど代償性の活動が生じ，目的とする呼吸運動が一層得られにくくなることもある．どのような姿位から治療を開始するかは，現症と治療への反応によって判断される．

持続発声は，異常パターンや努力性の動きを招かないように少しずつ延長させる．意識的に大きい声を出すことを要求するよりも遠くにいる人に呼びかけるよう励ますなど，より自律的（automatic）に目標とする活動が生じるように働きかける．

破裂音や促音など口腔内圧を高める子音を多用した発語を行うことで，呼吸器官の緊張も高めやすい．アクセントの変化を強調した発話を行うことで，呼気のコントロールを図る．

(2) 体幹の筋緊張が全体的に高い例

臨床像

努力性・粗糙性・気息性などの嗄声，話し方が単調，発声持続時間が短い．

呼吸運動を観察すると，発声時の吸気相で胸郭の拡張が少ない．代わりに，吸気相で補助呼吸筋群が過剰に緊張し胸郭を引き上げる，呼気相で体幹を屈曲させたり胸郭や腹部を締め付ける努力性呼気を優位に使用するなどの異常運動がみられる．

全身像をみると，骨盤が後傾し体幹が屈曲している．体幹を伸展方向へ誘導しようとすると抵抗があり，回旋の動きにも制限がみられる．腹部を触診すると，腹直筋が硬く膨隆している．胸郭は硬い．肩甲帯は挙上し，肩は内転ないし後退しており，胸郭の運動をさらに制限している．

治療方針

- 体幹内の分節的な動きと胸郭の運動性を引きだす．
- 吸気相を誘導しながら，発声を促す．

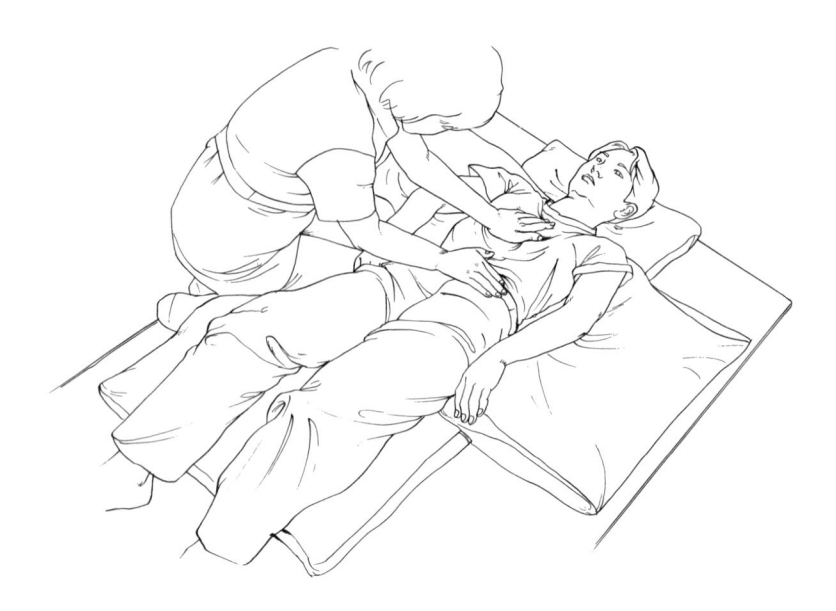

図 5　腹直筋の過緊張の調整

治療例

　座位で，セラピストは後方から患者を寄りかからせ，徒手的に体幹の前面や側部の伸長をはかる．吸気を促しやすいように，胸腹部の移行部を伸長し，上部胸郭を広げる．骨盤の動きとともに徐々に体幹の伸展や回旋を促し，胸部・腹部・背部の姿勢緊張を整える．セラピストの指を肋骨に沿わせ，伸展や回旋にともない肋骨間に動きが生じることを触診しながら，少しずつ誘導する．

　座位で反応を促すことが困難な場合は，仰臥位や半仰臥位，側臥位から始める．支持面が増えるために全身の筋緊張は低下しやすい．しかし，身体の緊張を高めている状態がすぐに修正されるとは限らない．図 5 では，腹直筋の過緊張を修正している．一方の手で胸郭の安定を図りながら，腹直筋を触診し，少しずつ左右に動かす．同時に，背中や四肢を床面やクッションに安定させ，そこを広く支持面として感じることで，身体の過剰な緊張を修正しやすい状態を作る．

　骨盤は下肢と連結し，股関節の可動性のなさが体幹の動きに影響する．胸郭は，肩甲帯や上肢とも連結し，それらの可動性の影響も受ける．障害例では，体幹内の上下左右前後などによっても異なる異常緊張を示しうる．望ましい反応を得るためには，適切な問題点の分析と注意深い操作が必要である．これらの問題は言語聴覚士だけで改善できるとは限らず，治療上理学療法士や作業療法士の協力を必要とする場合がある[14,15]．言語聴覚士は，発声機能に関連する問題点を評価し，適切な協力を求めることが必要であろう．ジョイントセラピーが良好な結果を招くこともある（図 6）．

　腹部と胸郭の運動性が向上し呼吸運動に改善がみられたら，発声を促す．母音 [a:] は開口にともなう頚部の過伸展を招きやすいので，[u:] や [o:]，フーと吹くことなどから始める．「息

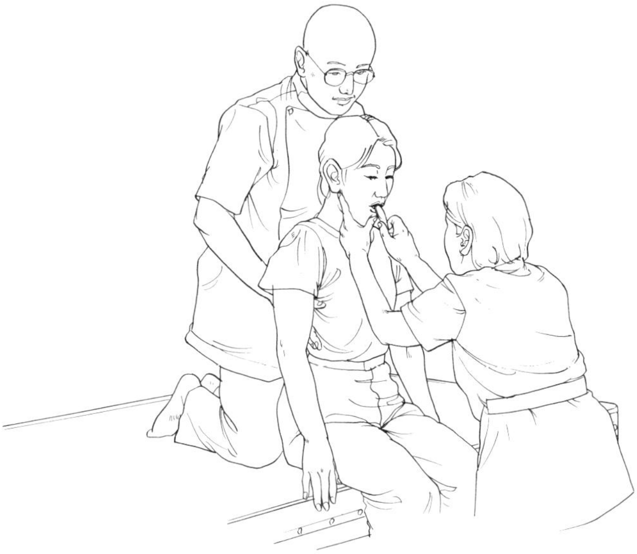

図6　言語聴覚士・理学療法士のジョイントセラピー

を吸って」という口頭指示や意図的に大きな声を出させると，努力性の発声運動パターンに戻りやすい．努力性発声では，硬起声，発声の持続につれて努力性嗄声が増強する．持続終了時に声がつまったように途切れる，声がしだいに高くなる，などの症状が生じやすい．これらの特徴が聴取されたら，発声運動パターンを改善させるための治療がさらに必要であろう．掛け声で吸気と発声のタイミングを教唆したり，体幹の回旋を誘導しながら発声するなどの工夫も必要である．子音では，[h] や [m] が過緊張を招きにくく，はじめに使いやすい．

3）発声のための喉頭機能

　発声にとって呼吸器官は呼気の産生装置であり，喉頭は呼気を声に変える変換装置ということができる．声帯の位置（高さ）・内外転・緊張・長さ・質量・弾性の変化が，声の質・高さ・大きさに関係する．障害例では，内喉頭筋群や外喉頭筋群に緊張と運動パターンの異常が生じ，これらの要素が障害される．

　声の異常は，直接的には内喉頭筋群の問題といえよう．しかし運動性構音障害では，経験的に内喉頭筋群の異常は外喉頭筋群の異常と質的に類似していることが多い．声質が努力性で内喉頭筋群の過剰な緊張が推測される例では，外喉頭筋群にも過緊張がみられる．無力性・気息性嗄声で声帯の低緊張による閉鎖不全が疑われる例では，喉頭の軟骨群が下垂し，甲状軟骨を徒手的に動かしてみると左右にゆるく動く．このような場合は，外喉頭筋群に働きかけることで内喉頭筋群に影響を及ぼすことができる．

　喉頭の位置や筋活動は，体幹や肩甲帯，頚部・頭蓋からも影響を受ける．図2には，喉頭懸垂機構として，喉頭と他の組織のつながりのいくつかが示されている．正常な姿勢反応では，姿勢や活動の変化にかかわらず体幹の安定した伸展活動が可能であり，頭頚部は体幹の上に

適切に位置し同時に自由な動きを保つことができるので，喉頭の安定性と運動性が保たれる．

治療では，次のような要素が求められる．

1. 体幹の安定性を基盤とした頭頸部の安定性と自由な動き
2. 外喉頭筋群の適切な緊張と協調的な動き
3. 内喉頭筋群の適切な緊張と協調的な動き

4) 発声のための喉頭の治療

先に述べたように，頸部は体幹の不安定性や全身の異常運動パターンの影響を受けやすい．その場合には，発声のための体幹の治療と合わせて喉頭の治療を行うと効果的である．

座位で喉頭や口腔に治療を進めるために体幹の伸展や安定性を補わなければならない時には，机の上に両手を置く，オーラルコントロールをする，半臥位から始めるなどの配慮が必要である．オーラルコントロールとは，体幹・頭頸部および下顎を制御しながら，口腔顔面領域の運動性を促通するための操作である[16]（図6，図11参照）．

(1) 喉頭筋群の筋緊張が低い例

臨床像

気息性や粗糙性嗄声が聴取される．声は低くなることが多い．

内喉頭筋群の運動性が低下し，声帯の緊張や内転が不充分であることが推測される．頸部を観察すると，喉頭と舌骨が下垂し，指で保持して動かしてみるとゆるく動く．喉頭の安定性が不足しているために発声時に挙上し，声が高くなる場合もある．頸部の安定性に欠けるので，頭部は前方に垂れていたり後頸筋群を過剰に緊張させて持ち上げている．体幹の筋緊張も低く前屈し，呼気圧が不十分と思われる場合も多い．

治療方針

- 体幹の抗重力的な伸展活動にともなう，体幹の安定性と頸部の伸展を促す（姿勢反応の促通）．
- 外喉頭筋群の緊張を高め，喉頭を安定させて，発声発語を促す．

治療例

発声のための体幹の治療 (2) のなかで頸部の伸展も促す．

骨盤の前傾とともに体幹をやや前傾位に設定し，頸部を軽く屈曲させる．徒手的に甲状軟骨を保持し喉頭を適切な位置に安定させて，発声を促す．適切な高さの声を呈示し，自分の声に注意を向けてフィードバックをさせながら，模倣を促す．頭部から頸部および座面に圧をかけるなどし，喉頭の位置や動きが安定してきたら，セラピストの操作をしだいに減少させる．

発声では，母音 [a] よりも [i] や [e] の方が緊張を高めやすく，嗄声が減少しやすい．これらの音の方が舌の緊張が高く，舌の緊張にともなって咽頭や喉頭の緊張も高まりやすいためである[17]．発話では，口腔内圧が高まる破裂音や促音を多く含む単語や文を用いると良い反応が得られやすい．

(2) 喉頭筋群の筋緊張が高い例

臨床像

声は努力性や粗糙性，気息性嗄声などになり，話し方は単調である．長く話すと声質が悪化することがある．

頸部は短縮し動きは制限されている．頸部筋群に硬さがみられ，舌骨や喉頭は下方に固定されている．発声にともなって喉頭や舌骨が下方や側方に偏位する場合もある．体幹の屈曲，胸郭の可動性の低下がみられ，発声時に努力性の呼気運動がみられる場合が多い．

治療方針

- 体幹に対する頭頸部の選択的な動きを引き出す．
- 外喉頭筋群の緊張を整え，発声発語を促す．

治療例

端座位にし，セラピストは後方から下顎を保持して，頸部の回旋と伸展屈曲の動きを誘導する．前頸部の伸長は，重心の前方移動による体幹の伸展活動に合わせて行うことで誘導しやすい．重心の側方移動に合わせて回旋させることで反対側の頸部の伸長をはかる（図7）．後頭骨に手を当て後頸部も伸長する．舌骨や喉頭を直接支えて頸部の伸展回旋とともに伸長するなど，それぞれの例の問題点に合わせて治療する．体幹の反応が十分に生じないままで操作を続けると，不安定性を生じ頭頸部はかえって固定や偏位を増しやすい．安定した位置

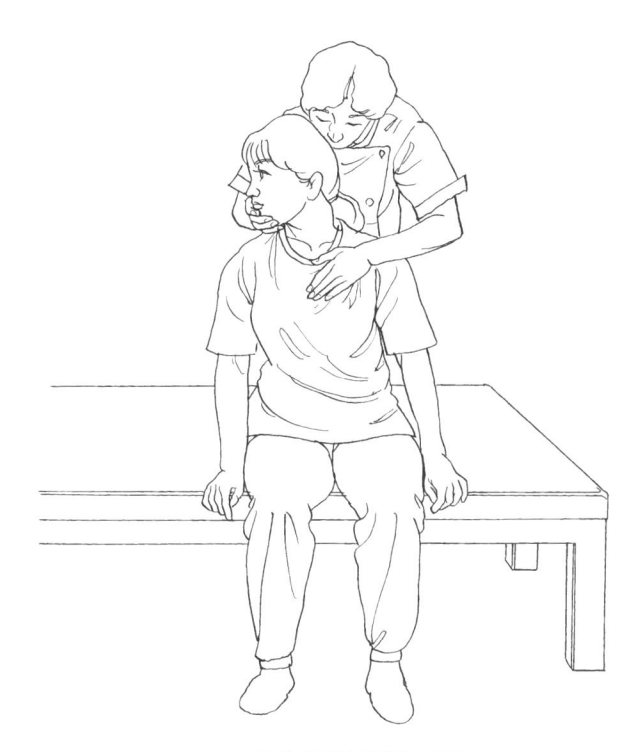

図7　重心移動と頸部の回旋

から少しずつ動きを誘導する．

　座位で頭頸部の動きを引き出すことが困難な例では，臥位や半臥位などから始める．

　体幹頸部の伸展を促し，喉頭の位置を保持したまま発声する．呼吸運動と外喉頭筋群の可動性が改善されると，多くの場合，内喉頭筋の筋緊張も調整され努力性嗄声は減少する．努力性嗄声では，声帯や仮声帯の過内転が生じている可能性があるので，発声は内転が強まりにくい音から始める．

　[h] は，最初に使用しやすい．ため息ハーは，体幹上部の力も同時に抜く感覚を得られやすい．

　ハミング「ん〜」は，下顎や舌を安定させ軟口蓋を弛緩させて産生することができるので，過緊張を誘発せずに声帯の適切な振動を促したい時に有利である．

　はじめは短かく，しだいに適切な緊張と運動パターンを維持させながら持続発声をし，抑揚をつけてゆく．

　[h] や [m] に後続母音をつけ，多音節の発話を促す．母音により喉頭も影響を受ける．[e] や [i] は努力性発声を招きやすい．[a] でも開口にともない下顎が引き締められ頸部が過伸展しやはり努力性の発声パターンが強まることがある．中舌母音を使ったm:mə:m:məなどの音節の繰り返しから ma:ma:ne:,「豆はないねー」など破裂音が少ない有意味多音節語へとすすめる．

　リズミカルな文章は呼吸や喉頭機能の協調性を高めやすい．

5.2. 構音に対する治療

　構音の産生に直接関連する器官は，口唇と舌，軟口蓋である．口唇と舌は自由度が高く，微細な分離運動が可能である．また，これらの動きは，より中枢部にあたる舌骨や下顎，顔面，頸部の協調的な動きや安定性に支えられている．たとえば，舌の位置や動きは，下顎と外舌筋群，それらが連結する舌骨や頭蓋などの影響を受ける．舌骨が下制していれば，舌は後下方へ引き下げられる．下顎が後方に引き締められている例では，口角が横に引かれ奥舌の筋緊張が高まりやすい．そのため，口唇や舌の治療では，同時にこれらの要素に働きかけることでより良い治療効果を得ることができる．

　構音の改善には，次の要素が求められる．
　1. 体幹の安定性を基盤とした頭頸部の安定性と自由な動き（姿勢反応の促通）
　2. 頭頸部に対する下顎・舌骨・顔面の選択的な動き
　3. 下顎や舌骨，顔面と口唇・舌の協調的な動き
　4. 口唇や舌・軟口蓋の適切な筋緊張と感覚，選択的な動き

1）　口唇音の治療

　口唇の動きには，口輪筋とそれを取り巻く顔面筋群の協調性，左右のバランス，下顎の協調的な動きが直接関与するので，これらの関係を整えながら，口唇の粗大な運動から微細な

運動へと治療を進める．

(1) 口唇の筋緊張が低い例

臨床像

重度例では，口唇音の産生が困難である．多くの場合，頬部や下顎の下垂をともない開口している．片麻痺により顔面の非対称性が著しい場合，構音時に麻痺側からの息漏れや唾液の噴出がみられる．表情に乏しい．笑うなどの表情で顔面の非対称性が増す．摂食時には，口唇による取込み困難，食べこぼし，流涎などがみられる．

軽度例では，口唇音が連続する語や文章レベルで口唇音の歪みが認められる．

治療方針

- 正常姿勢反応を促し，頚部と下顎の安定性を高める．(「発声に対する治療」参照)．
- 口唇と頬部の筋緊張を高め，口唇音の産生を可能にする．
- 口唇の速やかな変換運動を可能にし，口唇音の安定した産生を促す．

治療例

下顎の安定性は，座位や立位で体幹と頭頚部の位置関係を整える中で，同時に高める．さらに，咀嚼運動やオーラルコントロールをしながら口腔への治療をする中で，安定性と運動性を高めてゆく．

口唇・頬部を氷や手で繰り返しすばやく筋の起始部の方向へ軽叩するように擦り上げて，筋の収縮を促す（タッピング）．

口唇で舌圧子などを挟む，頬や口唇の内側に入れた指を内へ押し戻させる，指を吸わせる．口唇閉鎖を介助して咀嚼する，吹く，吸う，スプーンやコップから上唇で食物を取り込む，などのより自律的な活動では，口唇，舌，下顎の協調的な動きが感覚刺激に応じて誘発されやすい（図8）．

適切な動きが誘発されない，あるいは再現できない時は，圧刺激などで刺激がしっかりと知覚されるように留意しながら誘導し，しだいに能動的な動きを増やしてゆく．動きに左右差のある例では，セラピストの一方の手で偏位する側の過活動を抑制しながら他方の動きを知覚できるように治療してから（図9），両側の動きを促す．

構音訓練では，口唇通鼻音から口唇破裂音へ，単音節から単語，文章へと進める．軽度例では，下顎を安定させて，口唇音の無意味音節の組み合わせ（[pɯpipɯpi]など）や単語・文章（パパもママも豆まきをした，など）へ進め，口唇の動きの巧緻性を高める．頬部筋群の過剰な動きなどの代償的な過活動をともなわないように留意して行う．

(2) 口唇の筋緊張が高い例

臨床像

重度例では，口唇音の産生は困難である．単音節で努力性に産生できることもあるが，会話のなかでは口唇音の多くが省略される．軽度になると，音の環境によって歪みや省略が出現する．発話が長くなると筋緊張が亢進し，運動範囲の減少や運動の切り替えの不正確さが増し，誤りが増加する．

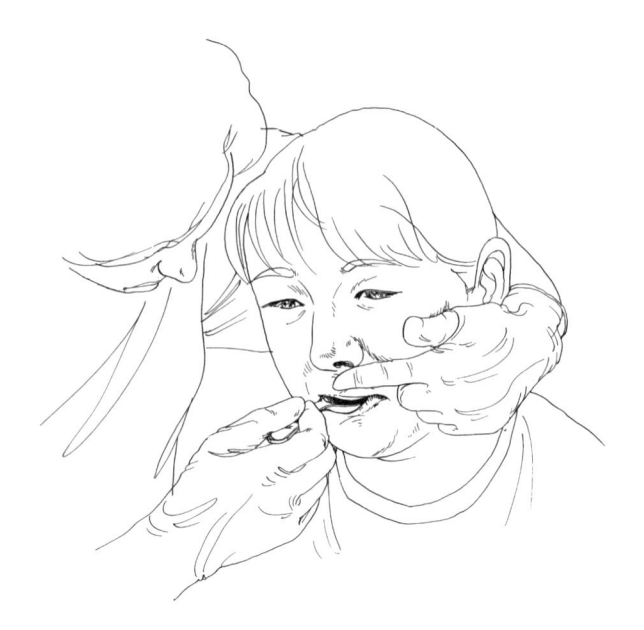

図8　スプーンからの取り込み

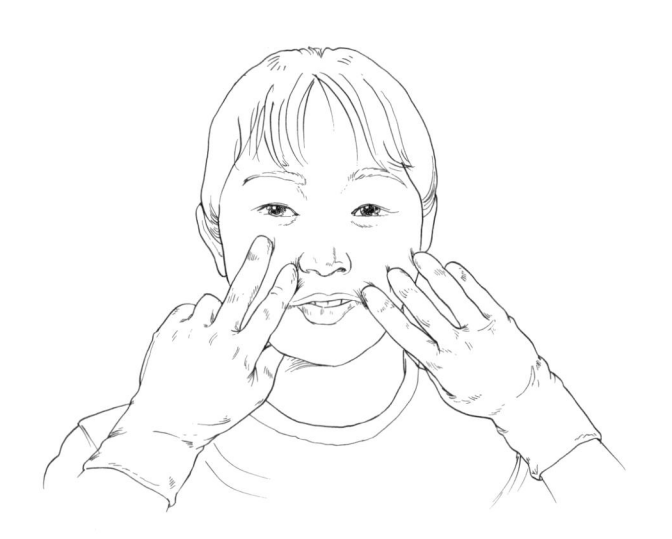

図9　過活動の抑制(右頬部)と反対側の動きの誘導

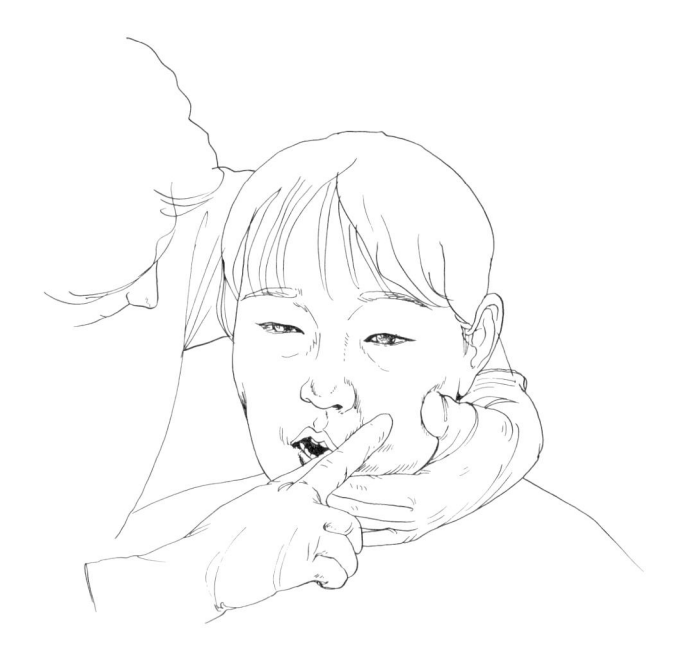

図 10　頬部にバイブレーションをかけながら伸長

　口唇の形態は，口をすぼめ動きが少ない，薄く歯にはりついている，頤も緊張し膨隆している，鼻唇溝が深く上唇がめくれるように引き上げられているなどの例がみられる．下顎と分離した運動が困難である．定型的な表情になりやすい．

治療方針
- 体幹に対する頭頸部，頭頸部に対する下顎の選択的な動きを引き出す（「発声に対する治療」参照）．
- 下顎と口唇の動きの分離をはかる．
- 口輪筋と頬筋群の緊張を減弱させ，口唇音の安定した産生を可能にする．
- 口唇の巧緻運動を促し，構音訓練を行う．

治療例
　下顎が後方に引き締められ口唇の動きを制限している場合は，体幹の伸展を促し前方移動や回旋を誘導しながら，徒手的に下顎を前方や側方に誘導する．臼歯上に食物を置き咀嚼を促すことで，下顎の回旋運動を引き出しやすい．咀嚼時に，口唇閉鎖を介助し，口唇と下顎の分離した動きを経験させる．

　口唇と頬部の筋群は，口内と口外から指で挟み，ゆっくり伸長する，バイブレーションをかけるなどによって緊張を減弱させる．図10では，オーラルコントロールによって頭頸部を安定させて操作を行っている．

　機能的な活動へつなげる．自律的な要素が強い活動，たとえば，下唇上の食物を上唇で取り込むなどの口唇の活動を誘導し，運動性を高める．随意的な要素の強い活動，たとえば口唇の前突や横引などでは動きは努力性になり，異常な運動パターンが出現しやすい．実際の

構音運動ではそのような大きな動きはほとんどみられず，より巧緻性の高い動きが必要である．小さな動きからその方向と変化に気づけるようにする．

口唇音を誘導する．[m:] は持続させることで口唇の閉鎖の感覚を得やすく，通鼻音であることで過緊張を招きにくい．後続母音を選択する時には，舌の高さや下顎の開口の程度などが影響することを考慮に入れる必要がある．たとえば [ma] では，開口にともない下顎の後方への引き締めや上唇挙筋群の過緊張，頚部の過伸展などがもたらされ，上唇が挙上し，後続の動きが困難になりかねない．[mɯ] から [fɯ][pɯ] と音を変化させたり，軽度例では [mɯmimɯmi] など口唇の微細な運動を必要とする音の組み合わせへと進める．

はじめはゆっくり正確な動きを促し，段階的に速度の速い運動へと変化させる．

2） 舌音の治療

舌は，外舌筋群と内舌筋群のふたつの筋群によって制御される運動性に富む組織である．両者は協同して，奥舌・舌央・前舌・舌尖・舌縁の選択的な動きからなる協調運動を実現する．

(1) 舌の筋緊張が低い例

臨床像

重度例では，舌音は省略され母音も歪む．発話速度が低下する．咀嚼や飲食物の cupling，送り込みが困難になる．流涎がみられる．舌は薄く下垂しており，触れると柔らかい．舌骨，喉頭，下顎が下垂している場合も多い．

軽度例では，弾音 [r] や音の環境によって舌音の歪みがみられる．触診すると舌はやや低緊張で，とくに舌尖と舌縁の緊張が低い．

治療方針

- 頚部の抗重力的伸展活動を高め，舌骨，下顎，頭蓋の位置を修正し安定させる（「発声のための治療」参照）．
- 舌の筋緊張を高め運動性を改善させる．舌音の産生を可能にする．
- 舌内の選択的で巧緻的な運動を促し，舌音の安定した産生を促す．

治療例

オーラルコントロールによって下顎の安定と，顎下から舌の安定をはかりながら，口腔内で舌をすばやく圧迫する．舌の表面を前方へさっと撫でるなど，感覚刺激による筋の収縮をはかる．

下垂した舌骨を引き上げ保持しながら，舌の前方や側方への動きを促す．動きが生じない時には，舌をガーゼでくるみ指で直接保持して誘導し，動きを知覚させ，能動的に誘導についてくるように促す．味のある食物を口腔内の前方や側方に入れ，舌でなめる，押し出す，咀嚼する，嚥下するなど自律的な探索活動を促して，舌の運動性や下顎との協調性を高める．舌圧子や指，綿棒などを右や左に運ぶ，押す，なめ上げるなどの随意的な活動を促す．

舌内の分節的な動きを促す．口腔内に入れたセラピストの指先で前舌・奥舌・舌縁など部分的に軽く圧し，押し返させる，上前歯裏に当てた舌圧子や綿棒の先を探り押し出す，など

分節的な知覚と運動を促通できる活動を工夫し，その動きをすぐに当該の構音へ結びつける．

構音では，破裂音や促音は口腔内圧が高まり舌の緊張を高めやすい（[tatte, kitte] など）．

下顎の動きを安定させながら舌の微細な変換運動を行う（[tsutʃitsutʃi, tʃiritʃiri]）．

(2) 舌の筋緊張が高い例

臨床像

重度例では，舌音と母音の歪みが大きく発話明瞭度は著しく低下する．発話速度が低下する．咀嚼や嚥下口腔期の送り込み運動が不充分である．開口すると舌は奥に引き込まれて硬く盛り上がり，挺舌ができない．舌の可動域は制限され，下顎の動きと分離できない．舌骨筋群の筋緊張も高い．下顎が引き締められ，頸部が過伸展ないし過屈曲している場合が多い．

軽度例では，弾音 [r]，舌音が反復される場合，発話速度が速い時などに舌音の歪みが明らかになる．挺舌はできるが舌は棒状ないし三角になり，上唇をなめるなど舌尖や舌縁の選択的な運動が不充分である．

治療方針

- 体幹に対する頭頸部，頭頸部に対する下顎の選択的な動きを引き出す（「発声に対する治療」参照）．
- 下顎の可動性を高め，下顎に対する舌の選択的な動きを引き出す．
- 舌の過緊張を減弱させ，舌の運動性を改善させる．
- 舌内の選択的な動きを促し，舌音の安定した産生を可能にする．

治療例

随意的な挺舌を促す．それが困難な場合には，重心の後方偏位，頸部の過伸展，下顎の引き締め，舌骨周囲筋群の過緊張など，挺舌を阻害する要素を評価し修正する．オーラルコントロールをして頸部を屈曲位に保持し，顎下から，舌骨・奥舌を左右に動かして過緊張を減弱させ，前方へ引き上げる．顎下で支える指と，口腔内に入れた指の間に舌を挟み，軽く圧し平らにし左右に動かしながら前方へ誘導する（図11）．

ガーゼで舌をくるんで保持し，前方への動きを誘導して過緊張を抑制する．舌がどの方向へ動きにくいか触診しながら，前方，左右，上方へ伸長する．たとえば，舌の下面の抵抗が強ければ，舌骨舌筋や頤舌筋の過緊張，舌骨や下顎の下制，舌骨下筋群の過緊張などの影響が考えられる．

舌を保持し直接操作する方法は望ましい運動を経験させるために有効ではあるが，他動的にひっぱるだけでは患者に痛みや恐れを抱かせ，引込み反射を誘発する危険がある．挺舌を阻害する要素を明らかにし修正しながら，能動的な動きを誘導する．

構音訓練は，舌筋群や舌骨上筋群の高緊張を招きにくい前舌音 [n: na: n: na:] などから始める．舌の分離運動や舌口蓋接触が適切に行われているかよく観察しながら，構音訓練を行う．より良い運動パターンを引き出すために，たとえば前舌部を保持して安定させながら奥舌音の構音を行うなど，工夫が必要である．

軽度例では，舌の緊張を調整してから，子音を組み合わせ，舌内の選択的な動きを促す．連

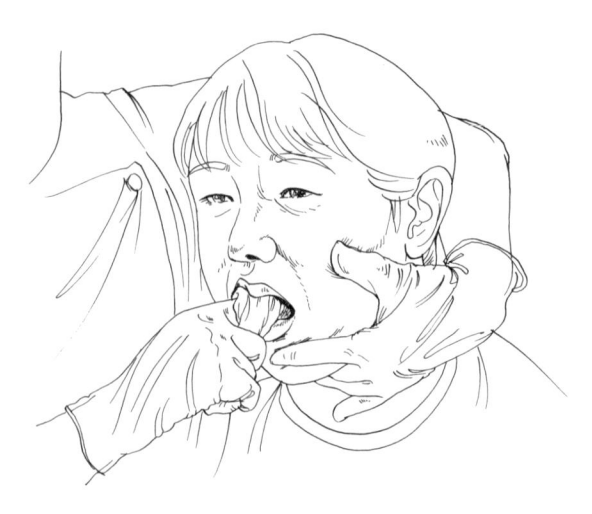

図 11　顎下と口内から舌の前方への動きを誘導

続的な活動や速度の速い活動のなかでは緊張が過剰に高まり低下しにくくなるので，音の歪みが増す．はじめはゆっくりと確実な変換運動を実現させ，分離性が失われ運動性が低下してきたらふたたび過緊張を抑制しながら，望ましい活動の経験を積み重ねる．

3)　軟口蓋の治療

軟口蓋は，主に口蓋帆挙筋の働きによって挙上されるが，咽頭（口蓋咽頭筋）と舌（口蓋舌筋）に連結しており，それらの部位の働きや位置の影響を受ける．

臨床像

緊張が低い場合軟口蓋は垂れ下がって見え，緊張が高い場合は固く張って見える．軟口蓋を形成する筋群の緊張が高すぎても低すぎても，鼻咽腔閉鎖不全が生じる．その結果，開鼻声や鼻漏れによる子音の歪みが聴取される．口腔内圧が高まりにくく，はっきり話そうとすると呼気が努力性に産生され疲れやすい．摂食では，嚥下反射生起時に食塊が鼻腔に逆流したり，嚥下圧が高まりにくくなる．鼻腔内残留物がくしゃみを誘発したり，遅れて咽頭へ落下する危険もある．低緊張の場合，臥位ではいびきの原因になる．

治療方針

体幹と頭頸部のアライメントを整える．低緊張の例では，身体前面の筋の緊張が高まることで軟口蓋の筋緊張も高まりやすい．舌根部の緊張や舌骨の位置の異常を修正する．

軟口蓋の運動性を改善させる．

治療例

体幹と頭頸部のアライメントを整え，舌根部の運動性を高める．

軟口蓋の緊張が低い例では，立位をとるなど身体前面の抗重力伸展活動を高める．氷綿棒などで表在感覚を刺激する．頬のふくらましや blowing などを行う．構音訓練では，口腔内圧が高まり鼻咽腔閉鎖が得られやすい音から始める．母音では高舌母音 [i][e]，子音では [k] で

奥舌の挙上を伴い閉鎖が得られやすい．舌骨が下垂している場合は引上げて保持し構音する．非通鼻音を連続させる，促音を使う，声を大きくするなどによって閉鎖を促す．持続的な閉鎖が可能になったら，非通鼻音と通鼻音を組み合わせて閉鎖と解放の速やかな変換運動を促す．

軟口蓋の緊張が高い例では，舌にも固さがみられることが多いので，舌や舌根部の柔軟性を得ておく．舌を前方に引出すことで口蓋弓を伸長する．非通鼻音と通鼻音を組み合わせて構音訓練し，軟口蓋の運動性を高める．

6. 症例報告

6.1. 症例1

36歳　男性　小脳出血（虫部から両側半球におよぶ）による重度の運動失調

努力性の強い失調性の運動性構音障害．発症後7カ月目から4カ月間，週4～5回，1回40分間言語治療が行われた（他院症例で，症例検討を行いながら治療された）．

1）　初診時臨床像

声は，努力性・粗糙性嗄声が強く，高い．大きさの変動がみられる．構音は，母音子音とも歪みが強く，誤りが不規則に生じる．抑揚に乏しく，音節の長さが不規則でバラバラに聞こえる．発声持続時間は約5秒．発話明瞭度は3～4（図12）．嚥下障害がある．全粥・超みじん食で頻回にむせが観察され，水分の摂取は不可能である．

顔面は，全体がつっぱり目を見開いており，表情が乏しい．口角が横に引かれ，口唇の突出は困難である．舌はとくに奥舌の筋緊張が高く，口外へ挺出することができない．舌骨上下筋群と頸部筋群の緊張は高い．下顎は引き締められ，舌骨は上方へ引き上げられている．開口の指示や摂食時，過剰に開口する．頭頸部は軽く右に側屈し過伸展している．

全身を見ると，座位では，下部体幹の筋緊張が低く，骨盤が右後方に崩れている．体幹の細かい動揺がみられる．上部体幹の緊張は高く過伸展し，胸郭ととくに右肩甲帯は挙上している．四肢には，とくに右に強い企図振戦があり，左上下肢を下方に押し付けていることが多い．立位・歩行は動揺性が強く不可能である．

発話時の呼吸運動を観察すると，吸気時の胸郭の拡張はみられず，呼気時に体幹と頭頸部の過伸展を増強させ，胸郭を締め付けている．同時に，舌骨周囲筋群では一層緊張が増し，舌骨・喉頭の可動性が低下する．構音運動では，口唇・舌・下顎の可動範囲が不規則で低下している．舌・口唇と下顎の動きは分離性に乏しい．舌内の分離運動も不十分である．

発話特徴抽出検査

患者名 ＿＿＿＿＿＿＿＿＿＿ 歳 男・女　　評価年月日 　年　月　日

原因疾患 ＿＿＿＿＿＿＿＿＿＿　　　　　　評価者 ＿＿＿＿＿＿＿＿＿

評価資料（文・繰り返し音）

		項目	異常の程度 （0：正常，±4：最も異常）	備考
声質	1	粗糙性		
	2	気息性		
	3	無力性		
	4	努力性		
声	5	高さの程度	低　　　　　　高	
	6	声の翻転		
	7	大きさの程度	小　　　　　　大	テープの場合，不要
	8	大きさの変動		
	9	だんだん小さくなる		
	10	声のふるえ		
話す速さ	11	速さの程度	遅　　　　　　速	
	12	だんだん速（遅）くなる	遅　　　　　　速	
	13	速さの変動		
話し方	14	音・音節がバラバラに聞こえる		
	15	音・音節の持続時間が不規則にくずれる		
	16	不自然に発話がとぎれる		
	17	抑揚に乏しい		
	18	繰り返しがある		
共鳴・構音	19	開鼻声		
	20	鼻漏れによる子音の歪み		
	21	母音の誤り		
	22	子音の誤り		
	23	構音の誤りが不規則に起こる		
全体評価	24	異常度		
	25	明瞭度		

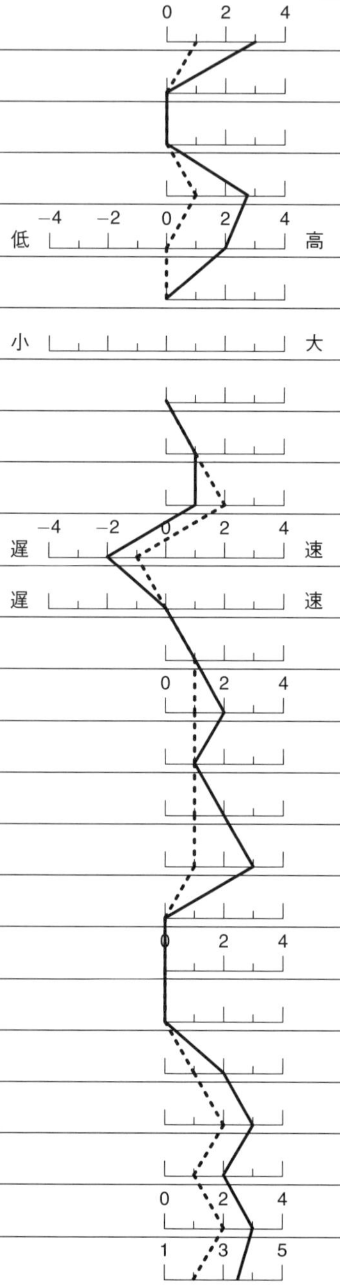

図 12　症例 1　発話特徴抽出検査

―― 治療前　---- 治療後

2）主要な問題点

1. 舌や口唇に過緊張と運動の不規則性があり，構音時に運動範囲の低下と不規則性がみられる．下顎は可動性が低下し，口唇・舌と下顎は分離性に乏しい．
2. 上部体幹と頸部は筋緊張が高く，過伸展し，胸郭は引き上げられている．これは，下部体幹の姿勢緊張の低下と動揺に対する，代償固定と考えられる．そのために，発声時の胸郭・横隔膜・腹部の協調的な呼吸運動が実現されず，過伸展を増強させた努力性呼気のパターンが生じている．これは，喉頭の緊張を増強させ，努力性・粗糙性嗄声をもたらしている．
3. 発声にともなうこのような体幹の努力性の運動パターンは，口腔顔面領域にも影響し，下顎や舌の可動性を一層低下させている．

3）治療方針

1. 体幹の伸展活動と安定性を促しながら，上部体幹・頸部・口腔顔面領域の代償固定による過緊張を抑制する．
2. 胸郭の挙上を修正し，胸郭・横隔膜・腹部の協調的な呼吸運動を誘導し，声質の改善をはかる．
3. 下顎・舌・口唇の可動性と安定性を引き出し，協調性を高めることで，発話明瞭度の改善と摂食運動の改善をはかる．嚥下障害については，直接訓練もあわせて行われたが省略する．

4）治療

1. 左下側臥位で，右上肢の前方への伸展活動（ボールを転がすなど）を行い，右肩甲帯および上部体幹の前方への動きを準備してから，座位および座位からの立ち上がり動作によって抗重力的な伸展活動を促した．立ち上がり動作では，段階的な運動が困難で，一挙に体幹を過伸展させるので，足底に充分体重を乗せながらゆっくり動くように誘導した．座位では，上肢活動（物の操作など）を行う中で，下部体幹の安定性の向上と上部体幹および頸部の過伸展の抑制をはかった．視覚が頸部の過伸展に影響され，対象物を充分捉えないので，徒手的に骨盤の動きや体幹の回旋を誘導しながら，視覚と上肢の協調をはかった．
2. 体幹の安定性が得られやすい半仰臥位で，屈曲・回旋の動きによって頸部の過緊張を減弱させ，下顎の前方や回旋の動きを誘導した．下顎の前方への動きは頸部の過伸展を増強させやすいので，下顎をつつむように手を当てて安定感を与えながら，顎関節に動きが入るように下顎を操作した．徒手的に喉頭および舌骨を左右に動かし，可動性を出した．
3. 半仰臥位で，胸郭を引き下げ，胸部と腹部の協調した呼吸運動を誘導し発声を行った．

　　　　発声時に，喉頭・舌骨を徒手的に安定させることによって，不規則性の制御を促した．
　4．半仰臥位ないし座位で，頭頸部を軽度屈曲位に誘導しながら，顔面筋群を上方から下方に伸長し，開閉眼や口唇の突き出しなどの活動を誘導した．オーラルコントロールで制御しながら，さまざまな食材を咀嚼嚥下することで，口唇と舌，下顎，喉頭などの協調運動を促した．舌は，下顎の前方への動きと合わせて伸長し，過緊張を減弱させ，挺舌や構音へつなげた．

5）結果

　呼吸および口腔顔面領域に影響する異常な姿勢運動パターンを修正しながら，機能的活動の巧緻性と安定性の改善をはかった．その結果，依然として下部体幹の低緊張や不安定性に対して身体のどこか（左上下肢など）で固定をはかろうとする異常な姿勢反応は残存してはいるが，代償的な上部体幹・頸部・口腔顔面領域の過緊張は軽減され，運動性が得られやすくなった．過剰固定が修正されると，閉口筋群や前舌にはむしろ軽度の低緊張が観察された．嗄声が減少し，発声持続時間は14秒になった．発話明瞭度が2に改善した．むせも減少した．

6.2. 症例2

　67歳　男性　多発性脳梗塞（皮質下に多数のラクナ梗塞をみとめる）
　仮性球麻痺による軽度の運動性構音障害．発症後1ヵ月から8ヵ月間，週1回40分間の言語治療を行った．

1）初診時臨床像

　発話時，母音子音のひずみと開鼻声が認められ，発話明瞭度は3（図13）．単音節で，口唇音・前舌音・奥舌音・舌尖音の弱音化と歪みがみられ，文章レベルになるとそれらが増強した．奥舌音構音時，喉頭は過剰に挙上した．前舌音・舌尖音では舌が棒状になり，前舌・舌尖の分離運動が不充分であった．

　軽度右顔面麻痺．挺舌時，舌は厚く細くなり，舌体は右方に偏位するが舌先は左方に偏位．口外に挺舌でき，左右運動も可能であったが，舌先を口角や上唇に適確につけることは困難で，交替運動の速さは遅かった．触診をすると，前舌の緊張が低く，舌央から奥舌にかけて緊張が高かった．舌骨を徒手的に動かすとやや硬さがみられた．軟口蓋は動きが低下し，ブローイング時に鼻孔からの息漏れが観察された．

　全身をみると，体幹がやや屈曲，頸部が過伸展していた．座位では，両手を膝につき肩を挙上させていることが多く，伸展を誘導すると過剰に胸を張り，中間位で体幹の伸展を保持することは困難であった．腹部には，軽い低緊張がみられた．四肢の動きは，初期に右手のぎこちなさを訴えたが消失し，良好だった．

第3章 運動性構音障害の治療——機能障害へのアプローチ　111

発話特徴抽出検査

患者名　　　　　　　　　　　歳　男・女　　　評価年月日　　　年　　月　　日

原因疾患　　　　　　　　　　　　　　　　　評価者

評価資料（文・繰り返し音）

		項目	異常の程度 （0：正常，±4：最も異常）	備考
声質	1	粗糙性		
	2	気息性		
	3	無力性		
	4	努力性		
声	5	高さの程度	低　　　　　　　　高	
	6	声の翻転		
	7	大きさの程度	小　　　　　　　　大	テープの場合，不要
	8	大きさの変動		
	9	だんだん小さくなる		
	10	声のふるえ		
話す速さ	11	速さの程度	遅　　　　　　　　速	
	12	だんだん速（遅）くなる	遅　　　　　　　　速	
	13	速さの変動		
話し方	14	音・音節がバラバラに聞こえる		
	15	音・音節の持続時間が不規則にくずれる		
	16	不自然に発話がとぎれる		
	17	抑揚に乏しい		
	18	繰り返しがある		
共鳴・構音	19	開鼻声		
	20	鼻漏れによる子音の歪み		
	21	母音の誤り		
	22	子音の誤り		
	23	構音の誤りが不規則に起こる		
全体評価	24	異常度		
	25	明瞭度		

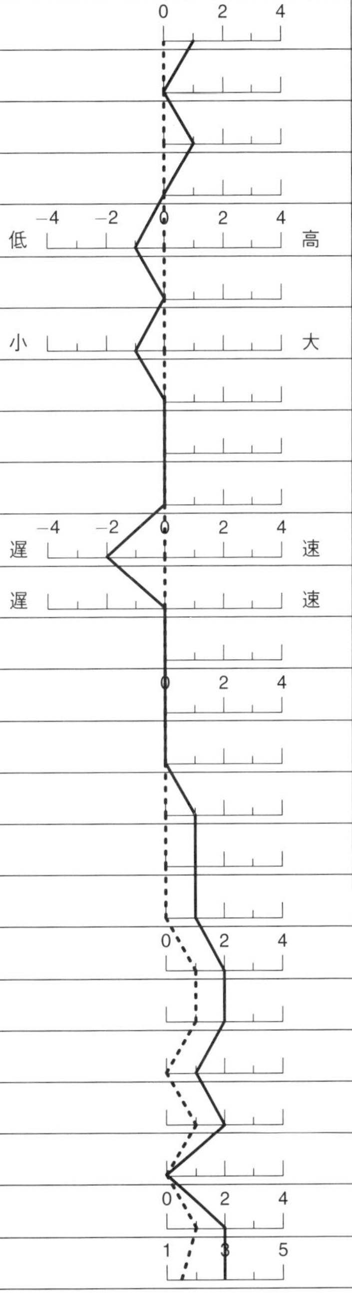

図13　症例2　発話特徴抽出検査
——治療前　----治療後

2） 主要な問題点

舌は，前方で低緊張後方で高緊張を呈し，活動時には棒状に一体となって動きやすく，巧緻性の高い構音動作が実現できない．口唇と軟口蓋には低緊張がみられ，口唇音の弱音化，開鼻声と鼻漏れによる子音のひずみを招いていた．

3） 治療

オーラルコントロールをしながら，体幹の伸長と頚部の屈曲を保持した．舌をガーゼでくるみ圧迫し広げたのち，前方へゆっくり伸張し，奥舌の過緊張の減弱をはかった．続いて，前舌と口蓋前部の間にガーゼを挟ませセラピストが抜き取るときに抵抗させるなど，前舌へ感覚刺激を与えながら筋活動を高め，前舌音の構音訓練へつなげた．構音訓練では，異常な運動パターンに戻りやすいので，絶えず聴診と構音動態の観察を行い，望ましい分離運動が実現されないときには，ふたたび伸長し過緊張を減弱させ，選択的な動きを誘導した．前舌と奥舌は相反的な関係にあるので，前舌の運動性が高まると奥舌の過緊張は修正されやすい．ストローの縁で舌縁を上方へ刺激する，舌尖部でストローに息を吹き込むなど，舌尖舌縁の可動性を高め，摩擦音や弾音などの構音につなげた．軟口蓋は，奥舌の過緊張の減弱をはかってから，氷刺激（アイシング）を行い，奥舌音の構音訓練を行って運動性を高めた．奥舌音では，舌全体が後方に引かれるので，奥舌の可動性を充分に引き出す必要があった．口唇音についても治療を行った．

4） 経過および結果

治療開始8ヵ月後，舌の分離運動は改善し，口唇軟口蓋の運動性が向上した．その結果，発話明瞭度が改善した．しかし，弾音のひずみは残存した．奥舌の過緊張が減弱し舌が平らに維持された状態で舌尖の動きを介助しても，「動きがあまり感じられない」ということであった．舌尖では低緊張と感覚低下が残存した．ブローイングは，6秒から20秒に延長し呼気の鼻漏出は消失した．

舌の筋緊張が制御されるようになってから，「たくさん歩いた後や一日活動した夕方，舌が硬くなりしゃべりずらくなる」と，自覚するようになった．舌を伸長し柔軟性を準備したのち短文レベルの構音訓練を毎日，ないし話しづらくなったときに自習するようになり，発話明瞭度を維持することができた．

7．おわりに

機能障害レベルにアプローチするためには，正常運動を構成する要素についてよく知らなくてはならない．さらに，障害のメカニズムやどのような治療技術を用いればよいのかを知

る必要がある．しかし，それらは十分に解明されているわけではなく，その背景にある神経生理学的な機構についても今後さらに明らかにされることが必要である．本シリーズの表題のように，この領域が新しく展開してゆくことが望まれる．

なお，治療例は，『ボバースアプローチ ST インフォメーションコーステキスト』[18]を参考にした．

引用文献

[1] Yorkston KM, et al: Management of Motor Speech Disorders. Pro・ed, Texas, 1988.
[2] Duffy JR: Motor Speech Disorders. Mosby, St. Louis, 1995.
[3] Mcniel MR: Clinical Management of Sensorimotor Speech Disorders. Thieme, New York, 1997.
[4] 中村隆一：機能回復神経学．宮本省三他（選）：運動制御と運動学習．協同医書出版社，1997．
[5] 中村隆一：基礎運動学．医歯薬出版，1992．
[6] ウォルコット，サムウェイクック：姿勢と歩行の発達．矢部京之助（監訳），大修館書店，1993．
[7] 伊藤正男：脳と心を考える．紀伊国屋書店，1993．
[8] Bahr DC: Oral Motor Assessment and Treatment. Allyn and Bacon, Boston, 2001.
[9] Fletcher SG: Articulation. Singular Publishing Group, San Diego, 1992.
[10] 大島知一：運動の協同制御．宮本省三他（選）：運動制御と運動学習．協同医書出版社，1997．
[11] カパンディ（荻島秀男監訳）：関節の生理学 III 体幹・脊柱．医歯薬出版，1986．
[12] フースラー，マーリング（須永義雄他訳）：うたうこと―発声器官の肉体的特質．音楽の友社，1987．
[13] 古澤正道：中枢性口腔運動機能障害への治療――呼吸発声の問題を中心に――．運動性構音障害へのアプローチ．日本聴能言語士協会，1992．
[14] 古澤正道：脳卒中後の口腔顔面機能障害に対する神経発達学的治療．長野県理学療法士会学術誌 16, 1987．
[15] 古澤正道：咀嚼嚥下障害を伴う失調症患者へのプレスピーチセラピー．理学療法学 15, 1988．
[16] 中澤優子：オーラルコントロール．小椋脩他（編）：嚥下障害の臨床．医歯薬出版，1998．
[17] 服部四郎：音声学．岩波書店，1984．
[18] 椎名英貴：ボバースアプローチ ST インフォメーションコーステキスト．

第4章

神経疾患へのアプローチ

●玉井直子・木村康子

1. 神経疾患

　一般に言語訓練・指導の対象となる神経疾患は慢性進行性のものが多い．ここではその中でも比較的言語障害の患者数の多い脊髄小脳変性症，パーキンソン病，筋萎縮性側索硬化症を中心に述べていく．

　まず，各疾患の全体的特徴について把握することが重要である．なぜならこれらの疾患は，構音障害にのみ着目しても，それを改善することは困難であり，患者の全体的特徴に働きかけなければ効果が期待できないからである．

1.1. 脊髄小脳変性症（SCD: Spino-cerebellar degeneration）

　脊髄小脳変性症とは運動失調を症状とする原因不明の変性疾患の総称である．大部分は遺伝性ないし家族性に発病するもので，主に小脳，橋，オリーブ核，および脊髄の上行路ないし下行路などに種々の組み合わせで病変を起こしてくる疾患群を指している．数年から数10年にわたって進行する．この疾患に対する有効な治療法は，まだ見出されていない．病型としては，主に侵される部位によって3群に分けられる．
- 主に脊髄障害を示す型
- 脊髄小脳型
- 主に小脳障害を示す型

　1992年，厚生省特定疾患運動失調症調査研究班により分類および診断基準が出されているが，ここではその元となったGreenfield（1954）の分類に里吉・青木ら[1]が改定した分類を，表1にあげておく．

　言語障害の特徴を理解するには，まず脊髄小脳変性症の徴候を理解する必要がある．よくみられる徴候としては，運動失調，筋緊張低下などがある．

表1 脊髄小脳変性症の分類（里吉・青木，1997）[1]

A 脊髄型
　1) Friedreich 失調型
　　a) 純粋型
　　b) Roussy-Léby 症候群
　　c) 後索性失調症（Biemond）
　2) 遺伝性痙性失調症
　3) 遺伝性痙性対麻痺
B 脊髄小脳型
　1) オリーブ・橋・小脳萎縮症（OPCA）または Menzel 型失調症
　2) 亜急性脊髄小脳変性症（癌性または孤発性）
C 小脳型
　1) 晩発性小脳皮質萎縮症または Holmes 型失調症
　2) プルキンエ細胞の広範な萎縮（中毒性ないし癌性）
D 基底核，小脳型
　1) 歯状核赤核淡蒼球ルイ体萎縮症
　2) Joseph 病
　3) 線状体黒質変性症
　4) Shy-Drager 症候群

1) 運動失調

運動失調は，麻痺が存在しないにもかかわらず，筋，筋群相互のバランスや協調運動が障害されることによって円滑な随意運動が行えない状態をいう．

姿勢とバランスの障害

脊髄型の運動失調では，開眼での立位でも体は揺れ，閉眼すると一層揺れる．小脳型の運動失調では，下肢の開きが大きく，体は各方向に揺れる．揺れは主として体幹に起こり，下肢にはあまりみられない．

歩行の障害

脊髄型の運動失調では，高く放り出すように前方に踏み出す歩行となる．小脳型の運動失調では，体幹の揺れ，緩慢な動き，歩幅の短縮などがみられる．

運動測定障害

測定障害とは，随意運動を目的の所で正確に止めることができない状態をいう．運動が目標の手前で止まってしまうものを測定過小，行きすぎてしまうものを測定過多という．指鼻試験（図1）などで検査する．人さし指で自分の鼻の頭を触るように指示すると，一度ですみやかに指を鼻の頭にもっていくことができず，行き過ぎたり戻ったりする．下肢の測定障害では，向こう脛叩打試験（図2）などがある．一方の足を反対側の足の向こう脛の上にあげ踵で向こう脛を軽く叩かせても，なかなか一定の所が叩けない．

脊髄障害では，運動の方向が間違っており，閉眼するとひどくなる．小脳障害では，方向性は正しいが速くするとひどくなる．閉眼の影響は受けない．

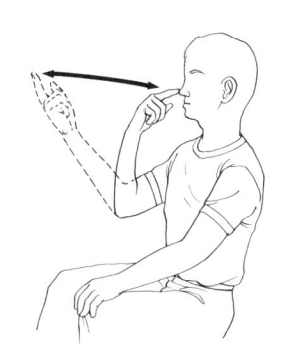

図1　指鼻試験

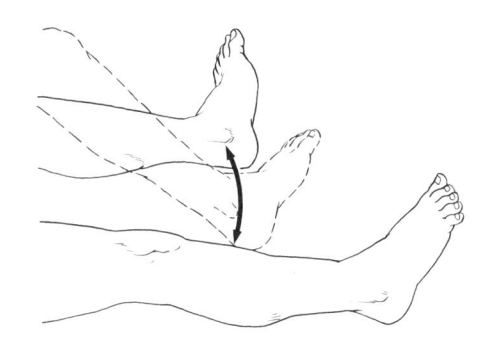

図2　向こう脛叩打試験

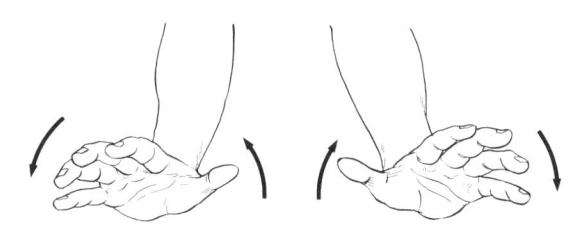

図3　手の回内・回外検査

変換運動障害

　変換運動障害は，手の回内・回外検査（図3）などの素早い反復運動ができない状態をいう．筋緊張の低下，共同運動障害のため拮抗筋の収縮・弛緩が速やかに行えないために起こる．

共同運動障害

　日常の行為は，一般的には単一な運動ではなく，いくつかの運動が組み合わさったものである．そしてそれらは一定の順序や調和が保たれて遂行される．この順序や調和が障害された状態が，共同運動障害である．

表 2　脊髄小脳変性症の重症度分類（厚生省特定疾患運動失調症調査研究班）[2]

	下肢機能	上肢機能	会話障害
Ⅰ度 （微度）	「独立歩行」 独り歩きは可能 補助具や他人の介助を必要としない	発病前（健常時）に比べれば異常であるが，ごく軽い障害	発病前（健常時）に比べれば異常であるが，軽い障害
Ⅱ度 （軽度）	「随時補助・介助歩行」 独り歩きはできるが，立ち上がり，方向転換，階段の昇降などの要所で，壁や手すりなどの支持補助具，または他人の介助を必要とする	細かい動作は下手であるが食事にスプーンなどの補助具は必要としない．書字も可能であるが，明らかに下手である	軽く障害されるが，十分に聞き取れる
Ⅲ度 （中等度）	「常時補助・介助歩行―伝い歩行」 歩行できるが，ほとんど常に杖や歩行器などの補助具，または他人の介助を必要とし，それらのないときは伝い歩きが主体をなす	手先の動作は全般に拙劣で，スプーンなどの補助具を必要とする．書字はできるが読みにくい	障害は軽いが少し聞き取りにくい
Ⅳ度 （重度）	「歩行不能―車椅子移動」 起立していられるが，他人に介助されてもほとんど歩行できない．移動は車椅子によるか，四つ這い，またはいざりで行う	手先の動作は拙劣で，他人の介助を必要とする．書字は不能である	かなり障害され，聞き取りにくい
Ⅴ度 （極度）	「臥床状態」 支えられても起立不能で，臥床したままの状態であり，日常生活活動はすべて他人に依存する	手先のみならず上肢全体の動作が拙劣で，他人の介助を必要とする	高度に障害され，ほとんど聞き取れない

注：下肢機能障害，上肢機能障害，会話障害を5段階に分けてあるが，これらの障害は必ずしも平行しない．障害度の最も重いところをもって（その患者のその時期における）障害度とする．

2) 筋緊張低下

　筋緊張低下は，よくみられる徴候である．まず筋肉を触診して弛緩しているのを感じ取る．筋緊張が低下していると，上下肢に加えられた運動に対する抵抗が少なく，上下肢が正常より大きく揺れ動くのが特徴である．検査の方法は，患者を立たせ，できるだけ力を抜かせ両腕を垂らすように指示する．患者の胴体に両手を当て上体を左右に揺さぶる．その時の両腕の振れ方をみると，患側の上肢は大きく振れて体幹から遠ざかる．

3) 重症度分類

　下肢および上肢機能と会話の障害の程度を組み合わせた厚生省特定疾患運動失調症調査研究班による重症度分類を示す[2]（表2）．

4) 身体および言語症状の経過

　個々については進行の程度に差があるが，数年から数十年にわたって進行するので，言語訓練・指導もその点に留意して行う必要がある．言語症状は，身体の病状の進行にともない

表 3　脊髄小脳変性症の話しことばの特徴

- 音・音節の持続時間が不規則にくずれる
- 時々，音の省略や歪みが起こる
- 音・音節を区切ったように言う（断綴性発話）
- 不自然に発話が途切れる
- 発話が緩慢である
- 声の高さが変動する
- 抑揚に乏しい
- 声の大きさが変動する
- 嗄声（気息性，粗糙性）になることがある

変化する．身体的変化と言語症状の変化を対比させながらみてみる．

軽度の場合：発話明瞭度 1～2

　身体的にも言語的にも症状は軽度で，日常生活は介助なしで可能である．ごく軽い場合は，勤務なども可能な限り続けるように指導する．この段階での言語症状は，次に示すとおりである．

1. 話しことばの中では目立たないが，音節の持続時間が不規則にくずれる．しかし，/pa//ta//ka/などの音節を連続して言わせるとくずれるのがわかる．これは口唇や舌の変換運動障害である．
2. 話しことばの中で，時に音の省略や子音の歪みがなどが聞かれる．これは，主として舌を正しい構音点にもっていくことができない運動測定障害の影響と考えられる．
3. 無声破裂子音などが有声化しやすい．聴覚的には目立たないが，音響分析をするとよくわかる．子音の破裂に先立って声帯振動が起きる．微妙な調節ができない共同運動障害と考えられる．
4. 話しことばの中では目立たないが，声の高さが不安定になる．「アー」と発声持続させると声が震えるのでよくわかる．これは，声帯の筋緊張を一定に保つのが困難なためと考えられる．また歌うと正しい音程で歌えないことが多い．音程は，音の高さに合わせて声帯の筋緊張を変えていくことであるが，そのような微妙な筋緊張の調節は難しくなる．軽度の段階では，進行にともなって生じる諸症状に対する予防的な訓練・指導を行う．呼吸訓練，発声指導，歌唱指導などを行う．

中度の場合：発話明瞭度 2～3

　運動失調などかなり強いが，本人の努力や家人の介助などによって日常生活は一応可能である．言語症状も悪化するが，日常のコミュニケーションはまだ保たれている．この段階での言語症状は，表3に示すような脊髄小脳変性症の特徴的な症状がよくみられる．しかし，必ずしも一人の患者に表にあげられているような諸症状がすべて出現するわけではない．個々の患者の言語症状に合わせて訓練・指導していくことになる．

重度の場合：発話明瞭度 4〜5

高度の失調症状などのために起立，歩行が全く不能で座位もとれなくなっていく．言語症状もさらに悪化し，日常のコミュニケーションも困難となる．この段階では，音の歪みが著しくなり，何を言っているのかほとんどわからなくなってくる．構音の改善はきわめて難しい．

この段階での指導は，コミュニケーション補助具の導入と家族指導が中心となる．補助具としては，文字版，コミュニケーション・ボード，携帯用意志伝達装置，ワープロ，パソコンなどがよく使われる．

1.2. パーキンソン病（Parkinson's disease）

パーキンソン病は，中年期以後に多く，徐々に発症する慢性進行性疾患で，症状は片側上肢または下肢から始まりしだいに全身に及ぶ．進行のスピードは人によりかなり異なるが，通常は発症 2〜3 年で全身的症状をみるようになる．パーキンソン病の主要症状には振戦，固縮，無動・寡動，姿勢反射障害の 4 大症状がある．

適切な治療が加えられなければ，発症後 5〜10 年で寝たきりの状態になる．パーキンソン病の病変は，中脳黒質神経細胞の変性脱落であり，そのためにドーパミンという物質の供給が絶たれることが，機能的異常をきたす原因である．ドーパミンの不足を，その代謝における前段階の物質であるドーパを投与して，その不足を補う薬物療法がエルドーパ治療である．多くの患者に投与され，日常生活での動作改善はよくみられるところである．しかし，長期にわたる服用は，種々の副作用をもたらす．とくに精神症状（幻覚，妄想，うつ傾向等）には留意しておく必要がある．

1) 4 大症状

振戦

振戦（ふるえ）は，4〜6 回／秒の比較的遅いもので安静時に強く，随意運動時には出にくいことが多い．睡眠時には，ほとんど出ない．精神的緊張で強くなり，姿勢によっても異なる．臥位よりも立位で顕著になる．上肢に出ることが多く，ついで下肢，顔面領域である．パーキンソン病における振戦は，相反筋（たとえば屈筋と伸筋）が律動的に収縮することによって起きる．手指では丸薬を丸めるような振戦が特徴的である．

固縮

関節を他動的に動かしたときに，全運動範囲に一定の鈍い反応（鉛管様抵抗）が感じられる．これは，相反筋（たとえば伸筋と屈筋）のいずれの側でも筋緊張が亢進するためである．この時，ガクガクと断続的な歯車様現象が起きることが多い．これは，固縮を起こす機序に振戦を起こす機序が加わったものと考えられている．

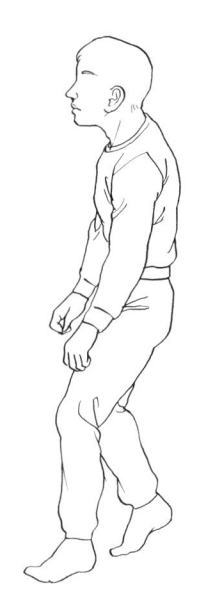

図 4　パーキンソン歩行

無動・寡動

　無動・寡動とは，随意運動の開始が遅れ，開始した動作も緩慢にしか行えない現象を言う．無動・寡動は，仮面様顔貌，小さくて不明瞭な発音，小刻み歩行，手の振りの消失，小字症，食事の動作，姿勢変換の困難などに関与する重要な症候である．

姿勢反射障害

　典型的なパーキンソン病患者の姿勢は，頭を前に突きだし，体も前に傾け，肩は落ち，膝を曲げた前傾前屈姿勢いわゆる猫背様である．病状が進行するにつれ姿勢反射障害として，立ち直り反応や平衡反応が消え転倒しやすくなる．立位時，ちょっと押されても真っ直ぐに倒れたり，またその方向へ突進し小刻みに走り出す突進現象がみられる．

2）　その他の症状・障害

歩行障害

　パーキンソン病が進行すると，膝を曲げ，前かがみの姿勢で小刻みに歩く（図 4）．歩き始めになかなか足が踏み出せずに，数秒から数十秒すくんだようになる．これをすくみ足という．歩行の際の手の振りは小さく，歩行している内に段々速度が速くなり，かけ足のようになる．歩き出すと，止まろうと思ってもすぐには止まれず，そのまま突進する．また方向転換が困難で，転倒しやすい．

精神症状

　パーキンソン病の患者には，抑鬱傾向，不眠，不安などの精神症状がみられる．また抗パーキンソン病剤による精神症状（幻視，妄想，幻聴など）も認められることがあるので，注意を要する．

表 4　Yahr の分類

stage I	一側障害で片側のみ振戦固縮．日常生活動作障害はないかごく軽度
stage II	両側性の障害で，姿勢の変化が明確となるが，姿勢反応障害はともなわない．日常生活動作障害は軽度
stage III	平衡機能障害が出現し，明らかな歩行障害を認める．日常生活動作障害もかなり進み，突発現象もみられる
stage IV	起立・歩行は介助なしに何とか可能．日常生活動作障害は重度で労働能力は失われる
stage V	介助による車椅子移動または寝たきりとなる．日常生活動作は全介助

3）重症度分類

パーキンソン病の重症度分類には，主症状と日常生活動作の障害の程度によって5段階に分けた Yahr の分類がある（表4）．

4）身体および言語症状の経過

経過が長いこと，薬が効いているときと効いていないときでは，身体症状および言語症状に差があることに留意して訓練・指導する必要がある．言語症状は身体症状の進行にともない変化する．身体的変化と言語症状の変化を対比させながら見てみる．

軽度：発話明瞭度 1〜2

身体的にも言語的にも症状は軽度で，日常生活は介助なしで可能である．可能な範囲で職場にとどまることは重要である．随伴症状として精神症状（抑鬱，不安傾向等）をともなうことがあるので，その場合は注意を要する．この段階での言語症状は，次に示すとおりである．

1. 声質の異常（気息性）がみられる場合がある．
2. 吃様の繰り返しがある場合がある．すくみ足に似た現象が，口腔にも起きると考えられる．
3. 声が小さい．これは基本的には呼気圧が弱いことによるが，無動・寡動により発声発語器官の運動範囲が小さくなった結果，呼気も減少するとも考えられる．一般に大きな声で話すときには口を大きく動かし呼気も強くなる．，小さな声で話すときには口の動きが小さくなり，呼気も弱くなることを考えると，わかりやすい．
4. やや早口で話す．これは歩行障害で歩いているうちに段々速くなってしまう現象に似ている．軽度の段階では，呼吸訓練，呼吸体操，発声発語器官の運動，歌唱指導，ゆっくり1音ずつ区切って言う練習等を行う．

中度：発話明瞭度 2～3

歩行困難（腕振りが少なく，小幅で前かがみの姿勢のまま小刻みに走るように歩く）や書字困難（きわめて小さな字を書き，ときには判別できないこともある）が顕著になり，日常生活も介助を必要とすることが多くなってくる．時間は多少かかってもできるだけ自立した生活をすることが望ましい．この段階での言語症状は，次に示すとおりである．

1. 声質の異常（気息性，無力性）がはっきりしてくる．声帯の閉鎖や振動が不十分であることが考えられる．
2. 声がきわめて小さくなったり，ときには失声状態になる．これは無動・寡動の症状がさらに進行し声帯が閉鎖しなかったり，口腔器官や呼吸器官の運動範囲が著しく縮小するためと考えられる．
3. 吃症状が出ることがある．
4. 構音はかなり不明瞭となる．これは，固縮や無動・寡動が進行し運動機能が低下してきているにもかかわらず，発話スピートはむしろ速くなり各発語器官はますます運動範囲が狭まり，正しい構音動作がとれないためと考えられる．歩行における突進現象に似ている．

この段階での指導は，軽度の時に準ずる．ヘッドホンで雑音を聞かせて大きな声を促す訓練方法もあるが，一時的で効果の持続性には問題がある．

重度：発話明瞭度 4～5

歩行不能となり日常生活も介助を必要とする．この段階になると，発声そのものが困難になることが多く，構音もきわめて不明瞭で改善は難しい場合が多い．コミュニケーション補助具の使用も困難となり，yes-no 反応等きわめて限定された方法になってしまうことが多い．

1.3. 筋萎縮性側索硬化症（ALS: Amyotrophic lateralsclerosis）

筋萎縮性側索硬化症（ALS と略す）は，神経系の中でも特定の運動ニューロン（上位，下位）のみが選択的に侵され，全身の骨格筋の萎縮と錐体路徴候を示す疾患である．上位運動ニューロンの障害として痙性麻痺を呈し，腱反射亢進，クローヌスの出現，バビンスキーなど病的反射が出る．下位運動ニューロンの障害として筋萎縮，筋力低下，筋繊維束攣縮（筋繊維がピクピク動く症状，脊髄前角細胞の障害で起きる）をともなうが知覚障害はない．筋萎縮は遠位から始まり全身に及ぶが，一般に上肢とくに手指から始まり，下肢，体幹，球麻痺へと進行する型が多い．球麻痺症状（舌の萎縮，構音障害，嚥下障害）が初発症状の場合は，球麻痺型 ALS と呼ばれ，構音障害の進行は上下肢から始まる型よりも速い場合が多い．ALS は，知覚障害，直腸膀胱障害，眼球運動障害，褥瘡が起こらないとされ，これを ALS の陰性 4 徴候という．

発症は通常 20 歳以上であるが，40～60 歳で多く発症する．徐々に発症し，経過は進行性で予後は不良である．多くは数年以内であるが，人工呼吸器，経管栄養等の医療管理によっ

表 5 ALS の病期別リハビリテーション（篠塚・安藤，1986）[3]

	上肢型	下肢型	球型
前期	●効率的な起居，ADL ●ROM 維持 ●歩行耐久性維持 ●廃用，疲労の害についての教育	●痙縮の抑制 ●ROM 維持 ●全身耐久性維持 ●上肢での作業 ●廃用，疲労の害についての教育	●飲み込みやすい食物形態と調理法の工夫 ●腹筋筋力維持
中期	●補装具，自助具の使用による ADL 維持 ●腹筋，呼吸筋筋力維持 ●食物形態，調理法の工夫 ●生きがいの援助	●杖，下肢装具の検討 ●歩行器，車椅子の使用 ●食物形態，調理法の工夫 ●生きがいの援助	●経管栄養の導入と自己管理の指導 ●腹筋，呼吸筋筋力維持 ●コミュニケーション手段の確保 ●全身耐久性維持
後期	●経管栄養，呼吸管理，体位交換 ●コミュニケーション手段の確保 ●心理的サポート		

て 10 年以上の存命もまれではない．本疾患の原因はまだ不明であり，有効な治療法はない．全身の筋萎縮により身体はほとんど動かなくなっても，意識は清明であり，知能の低下もあまりないため，全経過にわたる QOL（Quality of life：人生の質）の向上を目的とした援助や心理的サポートが重要となる．後期におけるコミュニケーションの確保は，とくに大切である．篠塚，安藤[3]は，ALS の病期を 3 期に分類し，それぞれの期での対応をまとめている（表 5）．

1） 身体および言語症状の経過

本疾患は，脊髄小脳変性症やパーキンソン病に比べて進行が速くまた知能の低下もあまりないため，対応はやや異なる．身体症状と言語症状は，必ずしも対応しない．

軽度：

筋萎縮を認めるが，日常生活にはほとんど支障がない．勤務等もできるだけ続けるよう指導する．日常生活も普通にするが，疲れやすいので肉体的精神的過労は避ける．上肢型，下肢型では，開鼻声ではあるが発話明瞭度はまだ比較的保たれていることが多い．しかし，言語症状や嚥下困難から初発症状が始まる球麻痺型の場合は，歩行や日常動作等にはあまり支障がなくても，発話明瞭度は 4〜5 ということも稀ではない．その場合は，構音訓練よりはコミュニケーションの代替方法の指導を行うことが多い．最初は書字によるコミュニケーションが主となるが，ワープロ・パソコン等も早めに導入した方がよい．その方が習熟も容易だし，機能の維持という観点からもよいと考える．また嚥下困難へのアプローチも必要となってくる．

中度：

歩行困難，上肢の運動機能の低下のため日常生活に介助が必要になる．この段階になると上肢型，下肢型も発話明瞭度は3～4に低下する．特徴的な言語症状は，次に示すとおりである．

1. 声は，とぎれとぎれで弱々しい．筋萎縮が進み，呼気持続もきわめて短くなるためと考えられる．
2. 開鼻声が著しくなる．軟口蓋挙上がきわめて悪くなるためである．
3. 舌・口唇の筋力低下，萎縮が進むにつれて構音動作そのものがとりにくくなり，不明瞭な発音となる．発話だけではコミュニケーションは不十分となり，補助具が必要になってくる．コミュニケーション・ボードやワープロ・パソコン等がよく使用される．

重度：

歩行不能，寝たきりの状態となる．高度の嚥下障害，経管栄養や人工呼吸器も必要となってくる．人工呼吸器をつけるようになると，発声不能となるが，発声用気管切開チューブによって発声が可能になる場合もある．

この段階になると，コミュニケーションはかなり困難になってくる．眼球運動は比較的最後まで保たれるので，眼球運動を利用したコミュニケーション方法をとることが多い．まばたきや閉眼でyes/noを表したり，透明プラスチック版にひらがなを書いた文字版を利用したりする．透明文字版の使い方は，図5に示すように，目標の文字を見つめる患者の目が正面にくるように文字版を調整しながら行う．短時間に患者の言いたいことを大体理解できる反面，単純な内容しか伝達できない．それと比較すると，ワープロやパソコンを利用したタイプのものは，時間をかければ複雑な内容を文字にして残せるという点で優れている．ごくわずかの筋肉の動きでも操作できる機器や，眼球の動きだけで操作できる機器も市販されている．単なるコミュニケーションの域を越えて，患者の創作活動（詩歌，自伝等）の手段となり，ひいては生きる励みになっていることも多い．

ALSは，知覚の異常がなく精神症状や知能の低下がみられないことが特徴である．それだ

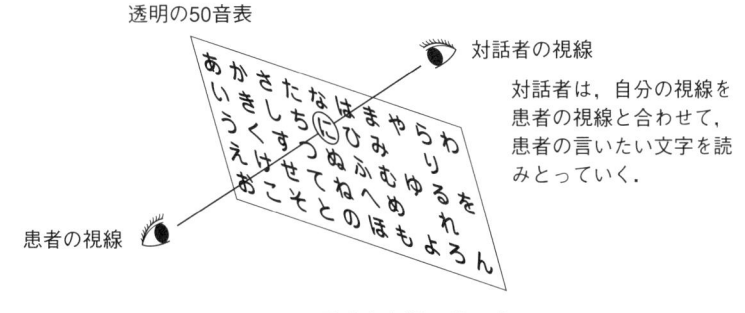

図5　透明文字版の使い方

けにコミュニケーションを含め，患者の全生活にどのようにかかわるかが大変重要になってくる．このことについては，「4. コミュニケーションの"場"の確保」のところで，あらためて取り上げる．

2. 検査・評価

　第1節で，各疾患の症状と特徴について述べた．全体の特徴を理解した上で，構音障害の検査・評価を行わなければ有効な訓練プログラムを立てることはできない．いわゆる運動性構音障害の検査・評価としては，呼吸，発声，発語器官，共鳴，構音についてみることが必要だが，ここでは呼吸と発声の検査・評価について述べる．発語器官，構音については，多くの文献があるので割愛する．評価にあたって呼吸，発声，発語器官，共鳴，構音は，相互に関連するものであり独立して考えるべきではないし，身体症状とも関連づけながら評価すべきである．ときには，心理状態や性格等も考慮しながら評価する必要があるときもある．常に全体を見ながら評価することが大切である．

2.1. 呼吸機能の検査・評価

1) 安静時呼吸と発話時呼吸

　安静時呼吸は，胸郭運動と横隔膜運動から生じる胸腔内圧の変動によって行われる．まず，安静時吸気に際して横隔膜は垂直方向に下降し，肋骨が挙上し胸郭は側方および前方に拡大し胸腔内陰圧が高まり空気が流入する．この働きは，吸気筋（横隔膜，外肋間筋）が行う．安静時呼気に際しては，横隔膜が弛緩し挙上すると肺も弾性によって収縮し内部の気圧が呼出され胸郭は元へ戻る．この時，呼気筋の関与はない．

　吸気相と呼気相の時間比は，3：4位である．なお1回の換気量は400〜500 mlである．発話時呼吸は，安静時呼吸とは異なる．発話時呼吸では，一定時間，一定の呼気圧を維持しかつコントロールすることが要求される．普通の発話時の吸気相は0.5秒位，呼気相は5秒位で，呼気相は吸気相の10倍位である．胸郭の自然の収縮に任せれば呼気は2秒足らずとなってしまう．呼気を一定時間，一定の圧力で維持するためには吸気筋（横隔膜，外肋間筋）を活動させて胸郭の自然な収縮力に抵抗し，呼気時間を延ばさなくてはならない．長い発声や発話では，胸郭が元の状態に戻った後もさらに呼気が必要とされる．そのときは，呼気筋（腹直筋，腹斜筋）の収縮による横隔膜の挙上と肋間筋の収縮による胸郭の縮小化により呼気圧を高める．このように発話時は，呼気筋と吸気筋が互いに拮抗して働く筋の協調性が重要である．肺活量は，発話時の呼吸機能の目安とはならない（図6，表6参照）．

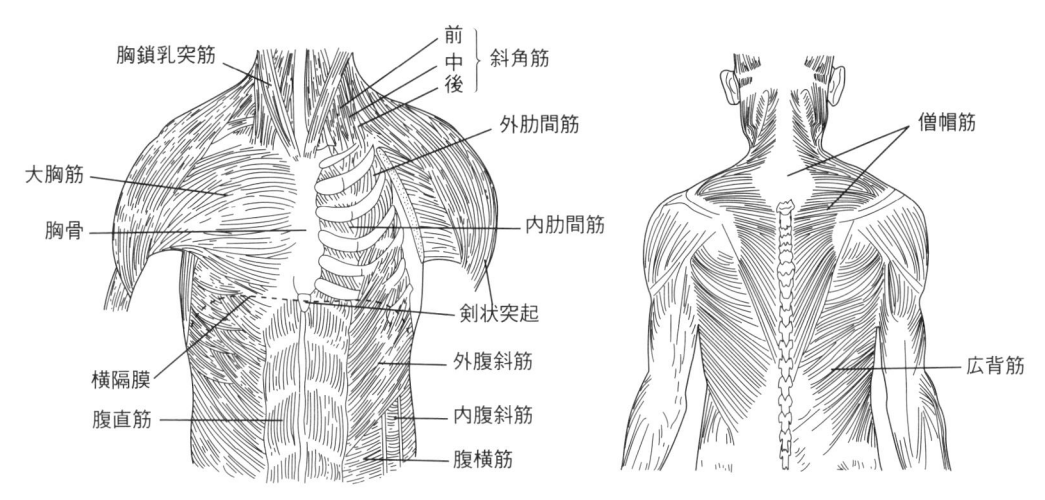

図6 呼吸筋の分布
左：前面（谷本，1996）[4]，右：後面（藤田，1977）[5]．

表6 呼吸パターンと呼吸筋[4]

パターン		呼吸筋
安静吸気	吸気筋	横隔膜 外肋間筋
安静呼気	―	吸気筋の弛緩
努力吸気	吸気補助筋	鼻拡張筋 内肋間筋 斜角筋 胸鎖乳突筋 大胸筋 僧帽筋
努力呼気	呼気補助筋	内外肋間筋 腹直筋 内・外腹斜筋 広背筋
発話時呼吸	吸気筋	横隔膜　　（呼気のコントロール 外肋間筋　　にも関与）
	呼気筋	内・外肋間筋 腹直筋 内・外腹斜筋

2) 呼吸機能検査

　発話にとって呼吸が重要であることは事実だが，発話時の呼吸機能をどのように検査し評価したらよいのかは，まだ確立していない．いわゆる呼吸器疾患の検査は，発話時の機能を測定するものではない．言語聴覚士自身によるこれからの研究に待たなくてはならない．ここでは，参考までに筆者が臨床で使用している「呼吸機能検査」を紹介する[6]（表7）．

呼吸機能検査の手引き

移動レベル（厚生省特定疾患運動失調症調査研究班による分類，表2参照）

　身体機能をみる目安とする．
　Ⅰ度：独立歩行
　Ⅱ度：随時補助・介助歩行
　Ⅲ度：常時補助・介助歩行 ── 伝い歩き
　Ⅳ度：歩行不能 ── 車椅子移動
　Ⅴ度：臥床状態

発話明瞭度

　1．よくわかる．
　2．時にわからないことばがある．
　3．状況を知っていれば，大体わかる．
　4．時にわかることばがある．
　5．全くわからない．

異常度

　福迫らは，異常度を5段階で評価しているが，臨床での評定者間の一致度が低いのでここでは3段階とする．
　0 ない
　1 ある
　2 非常にある

測定姿位

　座位で行う．

呼吸様式の見方（図7参照）

　上胸式呼吸：胸郭上部の動きが優位な呼吸運動．触診時，手を鎖骨の下縁にあてる．
　下胸式呼吸：胸郭下部の動きが優位な呼吸運動．触診時，手を下位肋骨の外側部にあてる．
　胸腹式呼吸：横隔膜の下降と下胸部の側方拡張．触診時，手を側胸壁にあて，母指は肋骨前縁にそえる．
　通常は，胸腹式呼吸である．

表7 呼吸機能検査

氏名：	男・女	年 月 日生 才	年 月 日実施

疾患：	（現）	（初診）	発症 年 月	経過年数

移動レベル：	発話明瞭度	異常度

食事動作：自力，一部介助，全介助，経管

平静時呼吸	呼吸様式	上胸式・下胸式・胸腹式	
	呼吸回数規則性	回／分 規則的・不規則・浅い	
	異常な呼吸様式	吸息補助筋の使用 　胸鎖乳突起筋，胸筋群， 　帽筋上部線維，鼻拡張筋 呼息補助筋の使用 　広背筋，腹筋 奇異呼吸 　吸息時に肋間部，胸骨下部，鎖骨上部の陥凹 　　（吸息のために胸腔内圧の上昇が必要） 　吸息時に胸部下部の陥凹（横隔膜の平低化） 　下位肋骨の張開（外腹斜筋の弱化） 非協調性呼吸様式 　（吸息時に胸壁が外方へ広がる際に，前腹壁が内方に動き横隔膜が吸息時に上昇）	

深呼吸	可否 胸部可動域	可　　　　　　否　　　　　　深吸気時間　　　秒　　　　秒　　　　秒 腋　窩　　cm　　　　cm　　　　cm　　　最高値　　　cm 剣状突起　cm　　　　cm　　　　cm　　　最高値　　　cm 第10肋骨　cm　　　　cm　　　　cm　　　最高値　　　cm

腹式呼吸	可否（坐位）	可　　　　否
	可否（臥位）	可　　　　否 （坐位で腹式呼吸ができない場合は，仰臥位で行う）

持続性	吸気保持	秒　　　　秒　　　　秒　　　　最高値　　　秒
	呼気持続	秒　　　　秒　　　　秒　　　　最高値　　　秒
	発声持続	秒　　　　秒　　　　秒　　　　最高値　　　秒

その他	発話時の呼吸特徴	
	持続発声時の特徴	腹筋の収縮（　無　・　有　・　非常に有　）
	断続発声ha.ha.ha.の特徴	腹筋の収縮（　無　・　有　・　非常に有　） 発声時，腹部が前方にせり出す（　無・有　）
	咳をする	腹筋の収縮（　無　・　有　・　非常に有　）

上胸式　　　　　　　　下胸式　　　　　　　　胸腹式

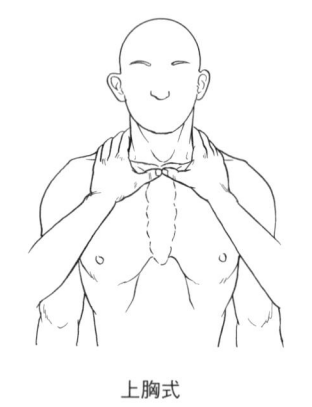

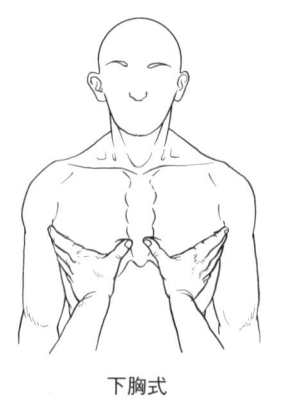

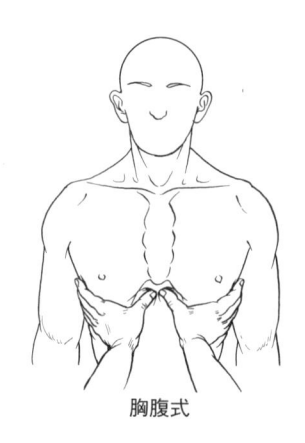

図7　呼吸様式の触診

呼吸回数
1分間の呼吸回数を測る．成人の平均，12～20回／分

異常な呼吸様式
検査用紙に記載．安静時呼吸では，通常呼吸補助筋は使用しない．補助筋を使用しての呼吸は，異常である．どの呼吸補助筋を使っているか，また奇異呼吸があれば○で囲む．必要に応じて図に記入する．

深呼吸の可否
深呼吸と平静時呼吸の胸部可動域を比較して，大差ない場合は否とする．深吸気の時間を測定し，平静時吸気と比較してみる．

胸郭可動域の測定
腋窩直下，剣状突起（胸骨下端），第10肋骨（一番下の肋骨）の位置で，巻尺を使って深吸気時と呼気後の胴位の寸法の差を測定．3回測定し最高値を記録する（図8参照）．

腋窩での胸郭可動域：成人女性で2.0～3.5cm，平均2.5cm[*1]

剣状突起での胸郭可動域：成人女性で2.0～3.5cm，平均2.7cm[*1]

第10肋骨での胸郭可動域：成人女性で1.5～3.5cm　平均2.1cm[*1]

腹式呼吸
座位で行う．できない場合は，仰背臥位で行う．

座位での腹式呼吸（図9参照）

1. 椅子に深く腰掛け，背筋をのばす．踵は必ず床に着くようにする．踵が浮いている場合は，足の下に台を入れる．骨盤が後傾している場合は，腰部にタオルなどを入れるとよい．この時，肩や首に力が入らないようにする．力が入っている時には，ため息をつかせるとよい．

2. 口をすぼめて，ふーっと息を吐き出す．それ以上吐けなくなったら，お腹をゆるめ静

[*1] 筆者調査（24～40歳，女性，10人）による．

第 4 章 神経疾患へのアプローチ　131

　　　　　　　　　　腋窩

　　　　　　　　　　剣状突起

　　　　　　　　　　第10肋骨

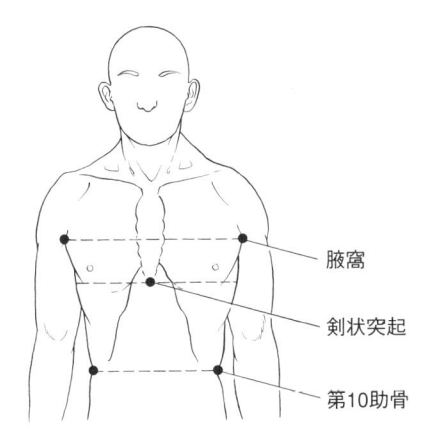

図 8　胸郭可動域の測定

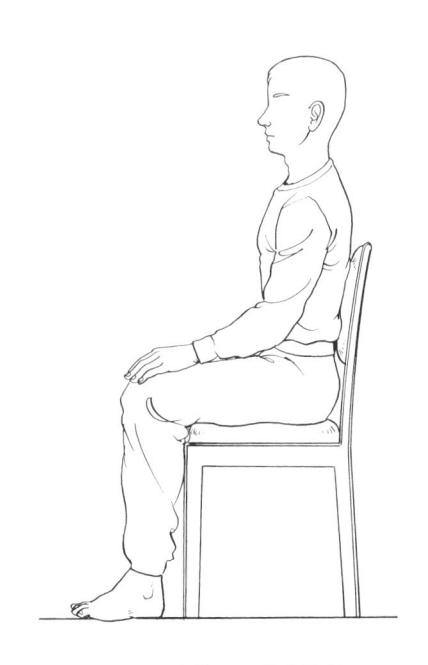

図 9　座位での基本姿勢

(呼気)　　　　　　　　　　　　　　　　(吸気)

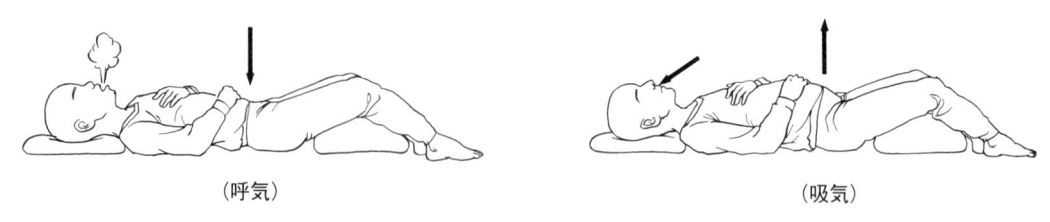

図10　仰臥位での腹式呼吸

かに息を吸いつづけ，お腹を膨らます．お腹がこれ以上膨らまなくなったら，また吐き出す．これを繰り返し行う．検査者は被検者の腹直筋と腹斜筋に手を当てて，呼気時に収縮しているかどうかを見る．呼気時に腹筋の収縮があれば可，なければ否．

仰臥位での腹式呼吸（図10参照）　口を結んで片手を胸の上に，片手をお腹の上に置き，口をすぼめゆっくり息を吐く．お腹の空気を全部吐ききったら，鼻からゆっくり息を吸う．吸う時，胸が膨らまないように押さえ，お腹を膨らますようにする．呼吸に合わせて，腹部が上下に大きく動けば可，動かなければ，または腹部より胸部の方の動きが大きければ否．

吸気保持

深吸気後，口を閉じできるだけ長く息を止める．その時，鼻から息が漏れていないことを鼻息鏡で確認する．それによって声門閉鎖の有無がわかる．3回測定し最高値を記録する．成人女性で30〜75秒，平均52秒[*2]．

呼気持続

深吸気後，/ʃ/をできるだけ長く出させる．有声にならないように注意する．3回測定し最高値を記録する．成人女性で12〜50秒，平均27秒[*2]．

発声持続

/a/をできるだけ長くいわせる．途中，声が途切れていないか注意する．3回測定し最高値を記録する．成人男性で30秒位，成人女性で20秒位．10秒以下は異常．呼気持続と発声持続の関係は，一義的に関連付けられない．個々のケース毎に考察する必要がある．

発話時の呼吸特徴

一息で話せる長さ，吸気の仕方，頸部や呼吸筋の緊張などを見る．

発声持続の特徴

呼吸筋がどのように動いているか，とくに腹筋がどのように動いているか触ってみる．起声時に横隔膜が下降していないか，腹部が硬すぎないか，下降して腹部が硬いようであれば緊張が高すぎると考えられる．発声持続の後半で，腹筋の収縮がみられるかどうか，発声持続の時間が短く腹筋の収縮もみられないような場合は，発話そのものが困難になることが多い．

[*2] 筆者調査による（24〜40歳，女性10人）．

断続発声の特徴

わき腹に軽く手を添えさせ「はっはっはっ……」と連続して言わせる．その時，腹直筋や腹斜筋が収縮しているかどうかを見る．「はっ」は，発声時腹筋が収縮しやすい．

咳をする

咳をさせ，腹筋が収縮するかどうかをみる．咳をしても腹筋が収縮しないようであれば，腹筋力はほとんどない．

2.2. 声の検査・評価

声の障害の原因はさまざまであるが，運動性構音障害のように発声器官の麻痺や筋の運動が障害されても，発声障害は起こる．声帯の筋の運動のみならず，呼吸量の少なさや筋緊張の異常が嗄声の原因になったり，運動失調が声の震えや翻転をひきおこしたりする．ここでは，訓練場面で簡便に行え，かつ運動性構音障害の訓練・指導をしていく上で評価しておいた方がよい検査を取りあげる（表8参照）．

1）声の検査

声の検査において，高さの測定は，正確には物理的測定法を用いて基本振動数を Hz で表すが，臨床場面ではピアノその他の楽器音を指標として聴覚的に判定する方法が行われている．従来，声の高さの音名はドイツ語表記または英語表記であったが，洋楽の専門家ではない言語聴覚士にとってどちらの表記もなじみがうすく使いにくいのが実状である．そこで，臨床場面での使いやすさを考慮して，日本語による音名表記を提案する[7]（図11）．

◆声の検査の手引き

話声位

日常会話における声の高さを話声位という．測定には，次に示すサンプルを用いる．用いたサンプルに○をつける．

1. 音読の音声：「本日は晴天なり」
2. 特定の語の最後の音を伸ばす：「あおい」（「い」を伸ばす）
3. 母音「アー」（発声しやすい高さと大きさで）

話声位の高さだけでなく，特徴もチェックする．例，一様なピッチ，ピッチの細かい変動，ピッチの大きな変動，声の翻転等．

成人女子の話声位　ソ～ド（研究者により多少異なるが，筆者の臨床経験を加味したもの）．成人女子の場合，老化にともない話声位は低くなるという報告と，変化しないという報告がある．

成人男子の話声位　成人女子より1オクターブ低い．成人男子の場合，老化にともない話声位は高くなるという報告と，変化しないという報告がある．

表8 声の検査

検査：

| 氏名： 　　　　女・男 | 　年　月　日生　才 | 　年　月　日実施 |

	検　査　方　法	検　査　結　果
話声位	①文：本日は晴天なり ②「あおい」（「い」をのばす） ③「アー」を出しやすい高さと大きさで 　黒鍵の半音は♯で現す． 　（周波数） 　　ド：261Hz　ソ：176Hz　ド：130Hz	①　　②　　③ □一様なピッチ □ふるえ（細かい変動） □浮動性（ピッチの大きな変動） □翻転（裏声） 　成人女性：ソ〜ド，成人男子：ら〜レ
声域	上昇音階と下行音階を測る． 成人女子は，ドから始める．ただし，話声位がファより低い場合には，ソから始める． 成人男子は，ドから始める． 発声は，「ア」で行う． 上限，下限は2秒以上持続させる．	①上限：　　　　下限： ②声区の変換点：　裏声：可，不可 ③声域幅：　　半音 　（声域） 　成人女性：ド〜ジ（2オクターブ半） 　成人男性：ど〜レ（3オクターブ）
声の強さ	①話している時の声の強さを聞いて判断． ②数唱させる（1,2,3,4,5…10）． 　大きい声で数唱させる． 　小さい声で数唱させる． 　大きい声と小さい声で交互に数唱させる． 　囁声で数唱させる．	①会話 □正常 □急に強くなったり弱くなったりする □強弱交互に変化する □大きすぎる □小さすぎる □段々弱くなる ②数唱 ・大きい声が（出せる・出せない） ・小さい声が（出せる・出せない） ・大小交互に（出せる・出せない） ・囁声が（出せる・出せない）
声質	5母音（アイウエオ）を各2秒間ずつ発声させる． または1種類の母音（「ア」や「エ」がよく使われる） を数回，数秒ずつ発声させる． 使用母音（　　　　　）	①各尺度の評定 　（R）粗糙性（0なし，1軽度，2中度，3重度） 　（B）気息性（0なし，1軽度，2中度，3重度） 　（S）努力性（0なし，1軽度，2中度，3重度） 　（A）無力性（0なし，1軽度，2中度，3重度） ②全体的評価（G） 　　（0正常，1軽度，2中度，3重度）
共鳴	鼻咽腔閉鎖機能検査：鼻息鏡で測定 5 4 3 2 1 0 1 2 3 4 5	開鼻声の評価 「イー」（長音） （目盛り：−，＋，＋＋） 「パ・パ・パ」（断続音） （目盛り：−，＋，＋＋） （判定） なし（−） あり（＋）：2cm以下 重度にあり（＋＋）：2cm以上
歌唱	「ふるさと」を歌う（歌いやすいキーで伴奏する）． 息つぎしたところに，Vマークを入れる． リズム，音階，息つぎについて評価する．	うさぎ　おいし　かのやま こぶな　つりし　かのかわ ゆめは　いまも　めぐりて わすれがたき　ふるさと ①リズム（＋，±，−） ②音階　（＋，±，−） ③息つぎ（＋，±，−） 　＋：正常，±：やや下手，−：下手

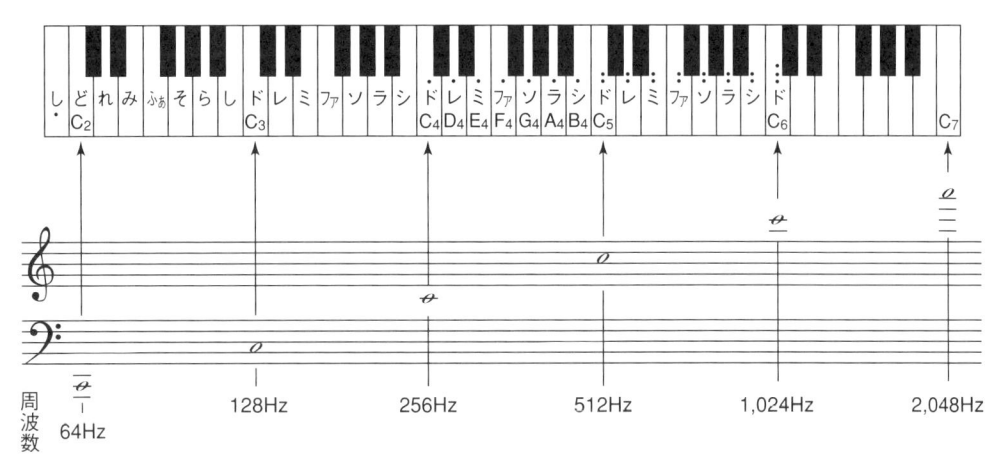

図 11 ピアノの鍵盤と音名の対応

効率のよい話声位は，その人の声域の下から4分の1の高さといわれている．

上記の範囲より著しく高いまたは低い話声位は，異常である．脊髄小脳変性症では，ピッチの変動や声の翻転がよくみられる．

生理的声域

最低音から最高音まで，その人が出しうる声の範囲をいう．ピアノ，オルガン等の鍵盤楽器を用いて測定する．測定の手順は，まず上昇音階で声域の上限を測り，ついで下行音階で声域の下限を測定する．音階の起点は，成人女性では，上昇・下行音階とも「ド」（C_4）から始める．ただし話声位が「ファ」より低い場合には「ソ」から始める．

成人男子では，上昇・下行音階ともに「ド」（C_3）から始める．発声は「ア」で行い，上限・下限の音は2秒以上持続させる．

声区の変換点（地声と裏声の変換点）も記載する．声区とは，同じ喉頭調節によって発声される同じ音色の音域と定義される．低中音域の地声は，輪状甲状筋と甲状披裂筋によって声の高さが調節される場合の声質であり，声帯全体が振動する．高音域の裏声は，輪状甲状筋によって声帯が引き伸ばされて緊張が高まり声帯の辺縁部分が振動し，声帯全体の振動（粘膜波動）はほとんどみられない．声域幅は，半音数で表す．声区を変えて発声できるかどうかは，喉頭調節の機能を見るうえで重要である．

声の強さ

声の強さには，声門の閉鎖力と声門下圧が関係する．ここでは，臨床場面で簡便にできる筆者が使用している方法を述べる．

方法1 話しているときの声の強さを，聴覚的に判断する．

- 正常
- 急に強くなったり弱くなったりする
- 強弱交互に変化する．
- 大きすぎる

- 小さすぎる
- 段々小さくなる

方法2 大きい声，小さい声，大小交互，囁声で数唱させる（1.2.3.4.5.6.……）．
- 大きい声が出せる．
- 小さい声が出せる．
- 大小交互に出せる．
- 囁声が出せる．

脊髄小脳変性症では，小さい声や囁声が出しにくいことがある．パーキンソン病では，大きい声を出しにくいことが多い．

声質

声質の異常を総称して嗄声という．嗄声は，粗糙性，気息性，無力性，努力性の4つに分類される．また音声の総合的な異常度あるいは嗄声度を表すものとしてgrade (G) という尺度を用いる．これらの嗄声の分類およびgrade (G) という尺度は，日本音声言語医学会発声機能検査法委員会・聴覚心理的検査小委員会が検討し，提唱しているものである[8]．

1. 粗糙性（R：rough）いわゆるガラガラ声．声帯振動が不規則な音声．仮性球麻痺による声帯の左右不均衡にともなって出やすい．基本周波数も低くなることがある．
2. 気息性（B：breathy）いわゆるかすれ声，息漏れのする声．声門閉鎖不全による息漏れによる．仮性球麻痺やパーキンソン病にでやすい．
3. 無力性（A：asthenic）弱々しい声．声帯が薄くて質量が軽い場合や，緊張不全状態にある場合．重症筋無力症などでみられる．
4. 努力性（S：strained）きばった声，絞り出すような苦しそうな声．声帯が異常に硬く質量が重い，あるいは過緊張状態にある場合．時に小脳失調の患者にみられる．

4つの各尺度の評価は，

0　それぞれの聴覚的印象がまったくない状態
1） 1，2は0，3の中間　　　　　　（軽度）
2）　　　　　　　　　　　　　　　（中度）
3　その印象が最も強い状態　　　　（重度）

嗄声の全体的評価は，grade (G) という尺度を用いる．

0　嗄声のない状態
1） 1，2は，0，3の中間　　　　　（軽度）
2）　　　　　　　　　　　　　　　（中度）
3　最も嗄声の強い状態　　　　　　（重度）

共鳴

鼻息鏡を鼻孔の下に当て，「イー」および「パ・パ・パ」と発声させ，鼻息鏡の曇り具合の有無，程度をみる．

全く鼻漏出がない場合（−：なし），2cm以下（＋：あり），2cm以上（＋＋：重度にあり）．

歌唱

歌唱の評価には，誰もが知っている馴染み深くかつ歌いやすい歌がよい．本検査では，「ふるさと」を歌わせ，リズム・音階・息つぎについて評価する．脊髄小脳変性症では，リズムや音階がうまく取れなくなることが多い．パーキンソン病では，息つぎが不十分で声が途切れがちになることが多い．

3．訓練・指導

神経疾患の構音障害の訓練・指導は，まず疾患の原因と症状および予後をよく知ることから始まる．訓練・指導には，構音障害自体に働きかける場合と，発話の生理学的・心理学的側面に働きかける場合がある．神経疾患の構音障害では，構音障害自体に働きかけると同時に，発話の生理学的・心理学的側面に働きかけることも重要である．また，予後を視野に入れた指導，すなわち環境調整，家族指導，カウンセリング，拡大代替コミュニケーション手段の提供等も必要に応じて行う．その他，補綴的手段や医学的処置を行うこともある．ここでは，発話の生理学的・心理学的側面に働きかける訓練・指導について述べる．予後を視野に入れた指導，とくにQOL（Quality of life：人生の質）の問題については，第4節（144頁）で，筋萎縮性側索硬化症を例に考えてみる．

3.1．呼吸訓練

言語訓練における呼吸訓練は，発話に必要な呼吸量を得ることと，発話に際して呼吸を効率よく使うようにすることである．したがって理学療法における呼吸訓練とは，少し異なる．しかし，言語訓練における呼吸訓練をどのようにしたらよいかは，まだ確立されていない．ここでは，筆者が行ってきた方法について述べる．実用性という観点から，言語室で座位で行える方法を中心に説明するが，理学療法士との連携は重要である．とくに具体的な手技については教えてもらうのがよい．理学療法士の行う呼吸訓練と連動してできればなお望ましい．具体的には，1. リラクセーション，2. 呼吸訓練，3. 呼吸体操，4. 呼吸筋トレーニングについて説明する．

1）リラクセーション

呼吸訓練に先立って行う．筋緊張が高ければ，よい呼吸は得られない．リラクセーションの目的は，筋肉の弛緩と呼吸補助筋の活動を抑制することにある．仰臥位では，枕を頭部や膝の下に入れ，膝を軽く屈曲した姿勢にする（図10）．頸部や肩に緊張が生じている場合には，両肩を軽く揺すってやるとよい．それでも緊張が取れにくいときには，肋骨下部の肋間

にセラピストの両手をそわせ，呼気に合わせて胸郭全体を下方に引き下げるようにするとよい．座位では，まず姿勢を整えることが大切である．椅子に深く腰掛け，骨盤を前傾させ背筋を伸ばし，あごを引く．骨盤が後傾しているときには，タオルを腰と背もたれの間に当ててやる（図9）．顎が引けないときには，両耳の後ろを親指と他の四指でつかみ首を上方に持ち上げるようにすると顎が引ける．頸部や肩に緊張が残っている場合は，両肩を軽く叩いてやるとよい．または自分で大きなため息をつかせてもよい．全身の緊張をとるには，深呼吸をさせながら「息を吐くと，力が抜けていきます．首から肩，両手の先から力が抜けていきます」などと暗示をかける．一種のイメージトレーニングなどを使うのもよい．

2） 呼吸訓練

腹式呼吸

呼吸法の基本である．十分な吸気と呼気筋の活動を促し，吸気補助筋である胸鎖乳突筋や斜角筋等の活動を抑制する．

1. 仰臥位での腹式呼吸（図10）

   片手を胸の上，もう一方の手を上腹部の上に置く．まず，口をすぼめ口からゆっくり息を吐く．上腹部を静かに圧迫し十分呼出させる．吸気は鼻から行い，胸部の動きを抑制しながら十分腹を膨らますようにする．仰臥位でできるようになったら，座位で行う．

2. 座位での腹式呼吸（図9）

   椅子に深く腰掛け，背筋を伸ばす．足は踵が浮かないようにする．肩や首に力が入っている時には，ふーっとため息をつかせるとよい．口をすぼめるように開き，長い時間をかけ息を吐き出し十分腹筋を収縮させる．これ以上吐けなくなるまで吐いたら，お腹をゆるめ静かにゆっくり鼻から息を吸う．

下部胸式呼吸

腹式呼吸の習得が困難な場合は，下部胸式呼吸を訓練する．肋骨の走行に沿って下部胸郭両外側に手を置き，呼気時に軽く内側へ圧迫し，吸気時には軽く数回置いた手を弾ませるようにしながら外側に拡張させる．

3） 呼吸体操

主な目的は，胸郭の柔軟性を高め胸郭可動域を改善することにある．胸郭可動域の測定値が低い患者に行うとよい．パーキンソン病では，構音訓練の前に呼吸体操を行うとよい．座位で行える呼吸体操を図示する（図12）．

4） 呼吸筋トレーニング

吸気筋トレーニングと呼気筋トレーニングがある．発話にとっては，呼気のコントロールが重要である．呼気をコントロールするためには，呼気筋の強化が必要である．

① 肩の上げ下げ

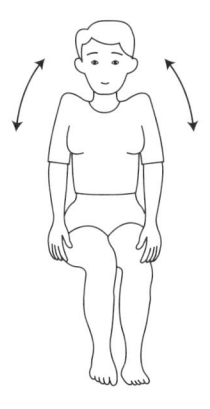

●息を吸いながら肩を上げる．
●息を吐きながら肩をパッと下ろす．
（5回）

② 頸部の運動（左）

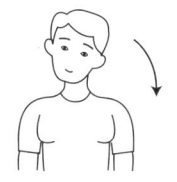

●正面で息を吸い息を吐きながら首を左に倒す．
●首の筋肉を十分伸ばし数秒間そのままにする．
●息を吸いながら正面に戻す．
（3回）

③ 頸部の運動（右）

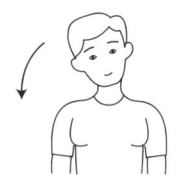

●右についても同様に行う．
（3回）

④ 頸部の運動（左回旋）

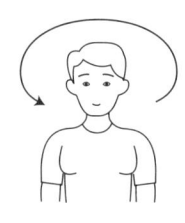

●首を前に倒して息を吸う．
●息を吐きながら首をゆっくり左から回す．回している途中で呼吸が苦しくなったら，止めて息を吸い，また息を吐きながら回す．
（2回）

⑤ 頸部の運動（右回旋）

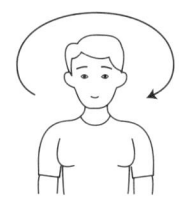

●右についても同様に行う．
（2回）

⑥ 頸部の運動（後屈）

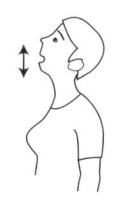

●首を後にそらせ，のどを十分に伸ばす．
●そのままの位置で，口だけゆっくりと開けたり閉じたりする．
（5回）

図 12 呼吸体操

⑦ 体側部の屈伸運動　　　　⑧ 体幹の捻転運動

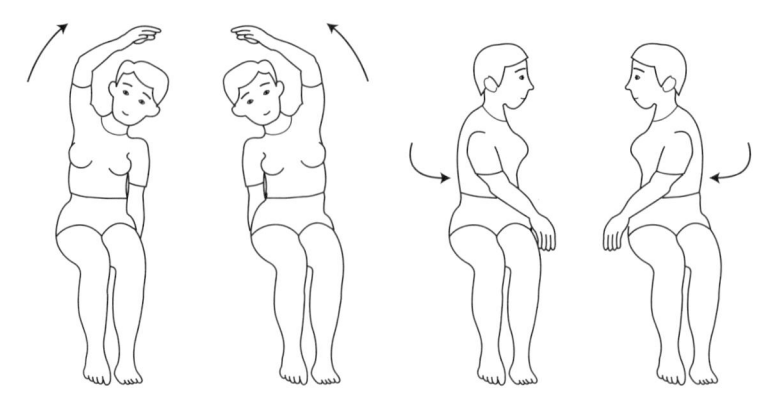

（左右各5回）　　　　　　　（左右各5回）

⑨ 胸の筋肉を伸ばす　　　　⑩ 背中の筋肉を伸ばす

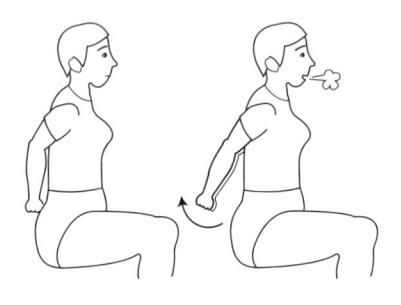

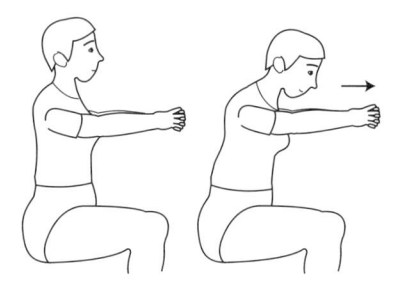

- 両手を後で組み，鼻からゆっくり息を吸う．
- 吸いきったら，ゆっくりと口から息を吐きながら，組んだ手を後に引き胸を開く．
- 吐ききったら，力を抜いて楽な姿勢にする．

（5回）

- 胸の前で両手を組む．
- ゆっくり息を吐きながら頭を前に倒し，腕を前方に押し出していく．
- 背中を丸めて背中の筋肉を十分に伸ばす．
- 息を吸いながら元に戻す．

（5回）

※ 回数は，目安．

図12　呼吸体操，続き

吸気筋トレーニング

Pflex, Threshold といった吸気筋訓練器具がある．深吸気後，しばらく息を止めていることによっても強化できる．また深吸気後，肩甲骨を合わせるようにして胸部を広げ，数秒間その状態でいる．次に息を吐きながら元に戻すとよい．

呼気筋トレーニング

1. 呼気持続

   十分息を吸った後，声を出さずに「フー」または「スー」と息をできるだけ長く出させる．腹直筋や腹斜筋が収縮しているか触診してみる．収縮していない場合は，「もっとお腹を絞って」などと声をかけてやるとよい．笛，まき笛，ストロー，紙片，ろうそくなどを吹くのもよい．

2. 「ハッ」を掛け声のように言う．

   両手をわき腹に当て，腹部を収縮させながら「ハッ，ハッ，ハッ……」と連続して言わせる．この時，腹部を前方に突き出して発声しないように注意する．

3. 肛門の括約筋を締める．

   「肛門をぎゅっと締めて」と指示する．肛門の括約筋の収縮にともなって腹筋も収縮する．

3.2. 歌唱指導

歌唱時と会話時では，さまざまな点で異なる．まず，歌唱では音域が会話時に比べ著しく広くなる．発声時間も発話では5秒程度だが，歌唱では10秒以上あることもめずらしくない．声門下圧も，発話時に比べ歌唱時には高くなる．したがって歌唱は，声帯の調節，呼気のコントロール，呼気持続および発声持続のよい訓練となる．楽しみながらできるので長続きしやすい．

◆指導上の留意点

1. 患者が興味を示す歌を選ぶ．しかし，病前に歌っていた歌を希望しても歌えなくなっていることが多い．その場合は，まず唱歌を選ぶとよい．唱歌は，ほとんどの人が知っている上に，リズム，音階に無理がなく大変歌いやすくできている．例，ふるさと，赤とんぼ，海，もみじなど．また，患者の年代に合わせた「なつメロ」なども関心をひきやすい．

2. キーは，楽譜より2～3度下げるとよい場合が多い．60代以上の人の場合は，4度位下げるとよい場合が多い．

3. 歌う前に，音階練習をする．

4. 十分息を吸ってから，歌い始める．息つぎの前のフレーズの最後の音節は，十分延ばし

て歌う．そうすると深い吸気がスムーズにできる．例，兎おいし　かのやま――（息つぎ）

3.3. 自律訓練法

自律訓練法とは，J.H. Shults（1932）が，催眠法から発展させたものである．自律神経をコントロールするために考案されたものであるが，本来，自律神経は消化，呼吸，循環などを支配し意識から独立して機能しているものである．それを一定の条件下で，合理的に組み立てられた方法によって自己催眠をかけ，自分自身で緊張を取り除き自律神経をコントロールしていこうとするものである．実際の自律訓練法は，自己暗示のことばが簡潔に画一化されていて，弛緩への生理学的な流れに沿って，一段一段練習していくように体系化されている．1つの背景公式と6つの公式から構成されている．

　　　　　（公式）　　　　　　　　　　（教示）
- 背景公式（安静練習）　　「気持ちがとても落ち着いている．」
- 第一公式（重感練習）　　「両腕両足が重たい」
- 第二公式（温感練習）　　「両腕両足が温かい」
- 第三公式（心臓調整）　　「心臓が静かに規則正しく打っている」
- 第四公式（呼吸調整）　　「楽に呼吸している」
- 第五公式（腹部温感練習）　「お腹が温かい」
- 第六公式（額涼感練習）　　「額が涼しい」

自分自身で緊張をやわらげ，ストレスから開放していくこの方法は，心理学や心身医学の分野では，広く利用され効果を上げてきている．言語障害の分野では，まだほとんど利用されていない．筆者はさまざまな事例に適用してしてみたが，以下のような症例において効果を認めた．

1. 感情失禁のある患者：感情失禁があると，笑いが止まらなかったり泣き出したりして訓練に支障をきたすが，自律訓練を行ってから言語訓練をすると，感情がコントロールでき訓練がスムーズになることがある．とくに，笑いの感情失禁には高い効果が認められた[9]．
2. 緊張の高い患者：高い緊張状態にあると，当然発声発語器官も正常に機能しない．軽い催眠状態になることで，筋肉の弛緩やリラックスしやすい意識状態のなかで，発声発語器官も機能しやすくなると考えられる[10]．
3. 情緒が不安定な患者：同じ程度の障害であっても，情緒の安定度によって症状が左右されることがある．情緒を安定させることによって，症状を改善できることがある．
4. 不随意運動のある患者：ミオクローヌスなどの不随意運動が，顔面や口腔にあると発話明瞭度に影響を及ぼす．自律訓練でミオクローヌスが改善し発話明瞭度が上がることがある[10]．

◆自律訓練法の準備と手順[11]

1. 場所：やや暗い静かな部屋．適当な温度．
2. 姿勢：仰臥位姿勢，単純椅子姿勢，安楽椅子姿勢，の3種類がある．仰臥位姿勢が最も効果的といわれるが，言語室では困難なことが多い．その場合は，できるだけ，安楽椅子姿勢で行うようにする．筆者は，布製の折りたたみ式リクライニング椅子を使用していたが，リクライニング車椅子でもよい．できるだけ楽な姿勢にして，筋肉を弛緩させる．両腕は体から少し離し，両足は，やや開き気味にする．椅子の場合は，足がゆとりをもって床につくことが大切である．必要に応じて足置きを使う．そうしないと，体の緊張がとれにくい．
3. 公式の練習：眼を閉じて，数回深呼吸をする．公式言語に耳を傾け，注意を集中させる．背景公式から始める．「気持ちがとても落ち着いている」ということばを繰り返し聞かせる．患者自身も，心のなかで繰り返しいう．最初のうちは，背景公式だけでよい．慣れてきたら第一公式の練習に入る．通常1〜3週間でほとんどの人がマスターできるとされるが，障害者にも当てはまるかどうかは不確定である．第一公式をマスターしたら第二公式にはいる．言語障害への適用としては，第二公式までで十分効果を上げられる．
4. 練習の消去動作：各公式の練習を終了する時は，消去動作を行う．自律訓練法は，催眠を元に作られているので，催眠にかかったときと同じような意識状態になることがある．そのような状態で，すぐ目を開けたり動いたりすると，ぼんやりしたり手足の力が入りにくいことがある．消去動作は，このような状態を避けるために行うものである．具体的には，両手を握り少し力を入れて5〜6回強く曲げ伸ばしする．続いて大きく背伸びをするように2〜3度深呼吸してから目を開ける．
5. 練習回数と時間：一般的には，1日2〜3回，1回の練習時間は最初のうちは3〜5分，慣れてきたら10〜20分，さらに進めば20〜30分といわれるが，言語訓練の前に5分程度行うだけでも効果はある．しかしできれば，公式言語を録音して，病室や家庭で毎日行うことが望ましい．

先に述べたように，自律訓練法は心理学や医学の分野では利用され効果を上げてきているが，言語障害の分野ではまだほとんど研究されていない．しかし，筆者の経験から自律訓練法は言語障害にも十分有効な手段であると考える．今後，多くの臨床研究を期待したい．

4. コミュニケーションの"場"の確保
── 人生の質にかかわるケア ──

4.1. 症例

　進行性神経疾患では，言語障害と全身の運動障害が進行するため，コミュニケーションの"手段"が制限されるだけでなく，コミュニケーションの"場"が狭まりがちである．ALSのAさんの報告を通して，"場"の確保が"人生の質"の向上につながる可能性を示唆したい．

　Aさんは1948年生まれの男性．職人になるために早くから修行したい，と中学卒業後，親の反対を押し切って大阪の家具製造の会社に就職．工芸高校の夜間部を卒業．高校では面倒見の良い絵画部長として後輩から慕われた．結婚後，京都府宇治市に住む．家族は妻と3人の子ども（発症当時，長男8歳，長女6歳，次男3歳）．ライフワークは木製遊具の考案・作成で，地域の保育園に寄付した廃材利用の遊具は二千点に及んだ．

　1985年春，37歳の時，右腕に異常を感じ，近医の紹介で某大学病院神経内科に検査入院．告知はされず医療機関を転々とする．自殺を考えるが，子どもの声が聞こえる気がして思いとどまる．1986年春，妻とともに医学書を調べてALSと推測し，担当医に確認した．以下，経過を4期に分け記述する．

4.2. 経過

第1期：ワープロで文章を打つことに熱中する

　1986年7月，筆者が勤務していた宇治市の私立総合病院のリハ科を受診．リハ医（以下主治医）に「残された機能で仕事がしたい」「症状が進んでも，家で子どもの成長を見守りながら療養したい」「生きた証を残したい」と述べる．バイクで通院．OTで利き手交換の訓練をする．9月，構音は正常だったが，当時普及しはじめたワープロの習得を希望してST開始．

　筆者はAさんが左手で描いた絵を譲り受けてすでに顔見知りだった．「ALSの人を担当するのは初めてで戸惑っている，やりたいことがあれば協力するので言ってほしい」と告げた．彼は「いろんな人と知り合いたい」と希望したので，B夫妻らSTの患者や家族，裁縫・絵画・料理が得意でボランティア活動をしたい主婦Cさん，フリーのライターDさんなどに紹介した．B夫妻とCさんが遊具作りに興味を示したので，STはA家での"木工教室"を勧めた．Bさんは39歳．失語症のため退職して，趣味で陶芸を始めたばかりだった．幼稚園に通う長女に，絵本を読んで聞かせることはできなくても，木製パズルを作って遊ばせることで，父娘の交流ができるようになった．

　10月，Aさんは下肢の筋力が低下しPT開始．毎日PT・OTを終えると午後5時まで，ST

の自習室で闘病記や友人へのメッセージを打った．「ワープロを打つのが今の自分の"生きた証"」と言って打った文字の総数は，4ヵ月間で7万字を越えた．STは，自由討議のグループを編成して彼の文章を題材に採り上げ，病院の新聞に闘病記を載せる手配をした．闘病記の発表を境に，ぱったり病気を話題にしなくなり，"家具制作の知識とワープロを活かして仕事したい""精神力で病気の進行を止めてみせる"と言うようになった．

1987年に入ると，構音に歪みが目立ち，左手・両足の麻痺も進んでADLに介助が必要となる．バイクの運転を誤って事故に遭う．自転車に切り換えるが雪道で転倒する．精神力の如何にかかわらず病気が進行する現実に，気持も沈んでいった．

筆者は，彼の創作遊具のうち家具としても使える一連の作品が気に入っており，「暮らしの手帖」の編集方針に合うような気がした．Aさんも，あたってみることに賛成した．遊具の写真を用意してDさんに相談すると，編集者に手紙を書いてくれた．

第2期：「自分で何もできない」から「人の手を借りればできる」への切り換え

3月，病院側は介護をボランティアに手伝ってもらうよう勧めた．A夫人は介護のかたわらパート2職種と内職をこなし睡眠不足が続いていたが，二人とも自分たちだけでやっていく意志が固かった．4月，夫人は小型の中古車を実家から譲り受け，十年ぶりにハンドルを握った．身長147センチの夫人が173センチの夫を支えて車に乗せ，週2回通院．それ以外は，Aさんは家で横たわっているだけの生活になった．

MSWが「外に連れだそう」と発案．STは淀の競馬場の天皇賞レースに誘うことにした．理由は，①すでにSTが友人と行く計画を立てていたので人手が確保できる，②芝生に寝ていれば目の前でレースが展開される，③馬券を買う楽しみがある，④子ども向けの遊園地や催しもある，からだった．A一家にMSW，OT，Cさんも加わり総勢12名．はじめて車椅子に乗った父親を子どもたちははしゃいで押したが，Aさんは人の目にいたたまれず，自力で何もできない状況を再認識した．誰の馬券も当たらなかった．

この時期，言語室は，A夫妻が落ち着いて意見交換できる唯一の場だった．Aさんは「まだノーマルだった時と比べている．抜け出すきっかけがほしい」と語った．記録は残したいものの，従来のワープロ専用機に代えて意思伝達装置（以下CA）や口述筆記で，とは思えなかった．7月，Aさんは「人の手を借りても良いかもしれない」と言いはじめた．夫人は，気苦労や子どもへの影響を考え，反対だった．

ちょうどこの頃，STは，週1回，B夫妻ら30〜40代の患者と配偶者4ペアのグループを設定した．彼らは「病院以外の場所に行きたい，皆で一緒になら行ける」と意気盛んだった．このグループとの交流が，Aさんの"抜け出すきっかけ"になるかもしれないとSTは考えた．しかし，原因疾患（脳血管障害VS神経難病）や移動能力（麻痺なし3名＋杖歩行1名VS全介助）の違いがどう影響するか，見定める必要があった．

そこで，①あるメンバーの息子とAさんの長男が，父親と将棋を指したいが父親の病状からそれができないこと，②他のメンバー二人は将棋も子どもも好きで，多くの刺激が必要な

時期であること，③夏休みにA家の子どもが病院で過ごす場が必要であること，から思いついて，Aさんの通院日に「夏休み親子将棋教室」を設定した．A夫妻が診察や訓練に回る間，長男が将棋を指し長女と次男が絵を描いて過ごした．子どもを迎えに来るA夫妻とグループのメンバーは自然に親しみを増した．グループが"8月末に宇治山中で森林浴"とプランを固めた段階で，STはA一家を誘うことを提案し，即座に賛成を得た．A夫妻も迷う様子なく参加を決めた．8月下旬にAさんの姉夫婦が，両親や友人三家族とともにA一家を二泊三日の信州旅行に連れだし，その直後にこの森林浴があった．これらの体験からAさんは，「人の手を借りればまだできることがある」と実感した．

第3期："ゆめかぞく"と"わ"のなかで，左足で書画を書きはじめる

　STは，Aさんの森林浴の感想を，他の参加者の感想や子どもたちの絵とともに，新聞に仕立てた．メンバーの連帯感を高める効果があった．この新聞を後にAさんが「ゆめかぞく」と名づけたことから，この集まり自体を"ゆめかぞく"と呼ぶようになった．これ以後Aさんは，その時々の思いをSTに口述して文書に残すことに同意した．

　9月，前年のST実習生4人がAさんをドライブに連れだした．妻が付き添わない外出は半年ぶりだった．帰ってきたAさんの笑顔に夫人は胸を突かれ，ボランティア導入を決心した．MSWがあたった正規の福祉ルートではボランティアがみつからず，A夫妻の友人とSTが紹介した人々（Cさんと，布教は望まないことを了承して協力を申し出たE牧師）の計6名が，入浴・散歩・読書などを手伝うことになった．STが，リハチーム・A夫妻・ボランティアの連絡係を務め，日常の連絡ノートや2ヵ月に1度の合同カンファレンスで，情報交換をはかった．連絡ノートにAさんは「わ」（輪）と題をつけ，これがAさんにかかわる人々の総称になった．

　「暮らしの手帖」からは，なかなか連絡が来なかった．Dさんが問い合わせて採用予定とわかる．B氏が設計図，B夫人が説明文を準備した．Aさんの発話明瞭度はかなり低下していたが，11月末の取材に，妻の通訳に頼らずに応じることができた．

　「ゆめかぞく」はさらに3ペアが加わり，10月に木津川上流で飯ごう炊飯を楽しむ．新メンバーが大型のバンにA一家を乗せたので，移動が楽になった．彼らは日常的に連絡を取り，助け合うようになった．行事のたびに，Bさんの新しい焼き物が披露された．

　「ゆめかぞく」や「わ」との交流のなかで，Aさんは本来の表現意欲を取り戻し，12月に，「口で言えなければ足で書いて伝えよう」と，比較的動きやすい左足にフェルトペンを固定して字を書き始めた．日々の思いが率直に綴られ，勢いのある書体，巧みな字配り，添えられたカットとあいまって，人の心を揺さぶる詩画になった．CA（Pワード）も購入し，日記を欠かさずつける．足で押すスイッチは「わ」のF氏が調整した．

　「暮らしの手帖」の1988年1月の号に，創作遊具と制作方法が掲載され，Aさんは喜びで一杯だった．

　創作意欲はほとばしり，詩画・水彩画・書を書き始めた．詩画は，8ヵ月間に70点余りが

生まれた．書は，漢字一字を色紙に書いた．とりわけ「夢」の字を好んだ．メッセージや書を，多くの友人・知人に贈った．「ゆめかぞく」の集まりで「AさんとBさんの展覧会をせなあかんな」という冗談が繰り返された．STは，冗談に終わらせるのは惜しい，と展覧会開催を提案した．Aさん・Bさんの同意を得て，関係者に働きかけ，病院の講義室で2日間，E牧師の教会で5日間開催，と決まった．Aさんが手順を考えて口述し，STがそれを文書化．主治医がカンパを募り，「ゆめかぞく」と「わ」が協力して準備にあたった．こうして3月に開催された「土の詩・あしの詩 二人展」は，マスコミが大きく取り上げ，病院での2日間だけで400人以上の来場者があった．

第4期：社会的活動が次々に展開される

意思伝達はCAと透明文字盤が中心．嚥下も呼吸も困難になり介護量は著しく増加．主治医は鼻腔栄養や往診への切替えを勧めたが，Aさんは従来の生活をできるかぎり続けたいと望んだ．

4月，Aさんは，在宅介護の参考資料に，と入浴などの日常生活を収録したビデオを企画．プロのカメラマンがボランティアで撮影・編集し，ALS協会に寄付した．

5月，「暮らしの手帖」を見たNHKのプロデューサーの申し入れで，Aさんの生活を一週間にわたって撮影．Aさんが考案した遊具をB夫妻らが作成する過程を軸にした30分番組として翌月放映され，大きな反響を呼ぶ．

後輩の尽力で，大阪の出身高校で個展が開かれ，Aさんは恩師や旧友と再会した．

6月，Aさんの作詩による歌のコンサートが開かれた．E牧師が私財を投じて設立することに決めた「障害者いこいの家」のPRのためのコンサートであった．Aさんは設立発起人に名を連ね，内装や設備に専門家として意見を述べた．

7月，「わ」の企画で，創作遊具展が開かれた．「わ」は，直接介護する人が13名に増え，支援者は100名を越していた．

これら母校での個展・コンサート・遊具展も，新聞やテレビで報道された．

社会的活動が広がり外出の機会も来客も増えたので，STはST中止を打診したが，Aさんは，従来通り週2回作品や日記を見せることを望んだ．この時期，言語室は，Aさんに会いたい人々がSTとあらかじめ打ち合わせて訪れて来る，社交の場としても機能した．

8月，心不全のため死去．告別式は，開所を2週間後に控えた「いこいの家」で，E牧師の司会で，無宗教で執り行われた．

4.3. 考察

Aさんにとっての"生きた証"は，"何かを作ること，作ったものを通して人とつながること"であり，これを病気が進行しても実現し続けることが課題であった．

この課題の達成を，STは，コミュニケーションの場の確保・調整という側面から支援し

た．その結果，きわめて高い"人生の質"が得られたと思う．

　STは，Aさんと他の人々との交流の"場"が確保されるよう，共通項のありそうな人々を紹介し，そこで生まれる相互作用を見守り，必要に応じて促進した．また，Aさんの自己表現（創作遊具・発話・文章・詩画）を尊重し，その表現形式にふさわしい発表の"場"も確保しようとした．

　たとえば，第一期には，多くの人に紹介し，創作遊具に関しては，「木工教室」や「暮らしの手帖」，文章に関しては「自由討議グループ」や「院内新聞」という発表の場を，提唱したり設定したりした．第二期には，A夫妻に意見交換の場を提供し，両手の麻痺の受容やボランティア導入に向けての気持ちの推移を見守り，折から活性化してきた同世代のグループとの交流をはかった．また，第三期には，「ゆめかぞく」や「わ」との交流を促進・調整した．そのなかでAさんは左足で詩画・水彩画・書を書き始めた．STは作品の発表の場（展覧会）の実現を関係者に呼びかけた．第四期になると，Aさんの作品は――STの関与を必要とせずに――広い社会的な"場"を波及的に生み出すようになった．STは，ST中止を念頭におきつつも，社交の場を提供した．

　"場"のデザインにあたっては，常にAさんと率直に意見を交換した．そして"場"から生まれるAさんや他の人々の要望を尊重し，実現のための提案や企画を行った．熟慮の末の提案・企画もあったが，その"場"の雰囲気に乗った即興的なものも多かった．「親子将棋教室」「新聞"ゆめかぞく"」など，遊び心も大切にした．人々の自発性や連帯感は，このような即興性や遊び心によって強められるように思う．

　Aさんは，元来創造的で社交的な人だったから，例外的なケースとみえるかもしれない．しかし，筆者はその後ALSの人を3人担当し，そのうちクモ膜下出血の既応がある1人を除く2人に関して，ここで述べた意味での"場"の調整を行う機会を得た．そして，自己表現の形式も場の構成も大きく異なるが，やはり，明らかな"人生の質"の向上を認めた．これらの経験から，ALSの人のケアにあたって，STは，柔軟に"場"を確保するようなアプローチを試みることが望ましいと考える．

4.4. 追記

　スイッチを調整したF氏は，その後，ALS協会近畿ブロックのコミュニケーション事業の中心となり，広い範囲の協会員の要請に応えて，機器の設営とスイッチのフィッティングを行っている．二人展やNHKの番組制作を共に体験したB夫妻は，その後，失語症者が主催する作品展を組織して，仲間作りを進めている．

　多くの人が，Aさんとのかかわりを機に，新たな能力や希望に目覚め，それを伸ばし実現していった．この人たちの"現在（いま）"にこそ，Aさんの"生きた証"が残されているともいえよう．

引用文献

[1] 里由営二郎・青木いく子: 脊髄小脳変性症. 塩川優・他編: 難病必携（第7版）, p.331, 第一出版, 1997.
[2] 厚生省特定疾患運動失調症調査研究班: 総括研究報告. 平成3年度研究報告書, 1992.
[3] 篠塚直子・安藤一也: ALSのリハビリテーション. 総合リハ 14: 578, 医学書院, 1986.
[4] 谷本普一: 呼吸不全のリハビリテーション. p.15, 南江堂, 1996.
[5] 藤田恒太郎: 人体解剖学. p.102, 南江堂, 1977.
[6] 三島佳奈子, 玉井直子: 運動障害性構音障害患者の呼吸機能検査試案. 第21回日本聴能言語学会学術講演会予稿集, p.48, 1995.
[7] 玉井直子: 声の高さの表記法（試案）第25回日本聴能言語学会学術講演会予稿集, p.99, 1999.
[8] 日本音声言語医学会編: 声の検査法（臨床編）. pp.190–208, 医歯薬出版, 1994.
[9] 玉井直子: 自律訓練法の脳梗塞後の感情失禁への適用について. 第19回日本聴能言語学会学術講演予稿集, p.70, 1993.
[10] 玉井直子: 自律訓練法を言語訓練に適用した症例. 第20回日本聴能言語学会学術講演会予稿集, p.86, 1994.
[11] 佐々木雄二: 自律訓練法の実際. pp.44–60, 創元社, 1990.

第5章

補助代替コミュニケーション

Augmentative and AlternativeCommunication—AAC

● 大澤富美子

1. はじめに

　運動性構音障害の臨床では，構音訓練を実施しても発話明瞭度や異常度に十分な改善が得られないこともある．また，急性期に一時的に認められる重度構音障害に対して，代償的なコミュニケーション手段の提示を求められることもある．いずれの場合も，患者の残存機能を最大限に生かしながら，発話を補うあるいはそれにかわる手段を導入する必要がある．これが，補助代替コミュニケーション（Augmentative and Alternative Communication—AAC）アプローチである．

　この章では，まずさまざまな AAC 手段を紹介し，次にそうした手段の選択・導入方法について概要を述べる．具体的な導入過程に関しては運動性構音障害を進行性と非進行性に分け，症例を通して説明する．進行性では AAC アプローチが最も重視される ALS 患者，非進行性では補綴物による歯科的治療，形成外科的治療と構音訓練・AAC アプローチを行いながら長期経過を追った脱髄疾患患者を紹介する．

2. さまざまな補助代替コミュニケーション手段

　運動性構音障害患者が使用する補助代替コミュニケーション手段（以下 AAC 手段）の分け方はいくつかあるが，ここでは機器を使わない手段と機器とに分ける．

2.1. 機器を使わない手段

　まず全く用具を使わない手段，続いて文字盤など簡単につくれる用具を活用する方法を紹介する．

1) シンボル化したジェスチャー・動作

意志伝達のためのジェスチャーや動作は，道具を必要としないため，患者・介助者双方の負担が少なく，日常生活や緊急時に役立つ．個々の動作にそれが意味するものを決めてシンボル化し，合図として使う．まず，「はい―いいえ」（「わからない・どちらでもない」を加えることもある）表現を確立する．うなずき・首振りの動作が困難な場合は，まばたきや指先をわずかに曲げるなど，最も容易で確実にできる動作を選ぶ．まばたきゆっくり1回は「はい」速く2回は「いいえ」などと決める．次に，日常高頻度に使う要求，たとえば「寝返りさせて」などを，特定の動作や視線（枕の方を見る等）でシンボル化する．

2) メッセージボード（メニュー/コミュニケーション表）

日常よく使う表現や要求を示す単語・句・文の一覧表である．文字理解が困難と思われる場合は，解りやすく単純化した絵を使う．介助者がそれを順番にさして，まばたきなどの反応でめざす表現を特定する方法と，メッセージひとつひとつに番号を振り，まばたきなどの回数で特定するやり方がある．いずれの方法でも，まずメッセージボードを使うという合図を決めておく．

図1は，ALS患者（70代女性）が入院中に壁に貼って使ったボードである[1]．不特定多数の介護者にもすぐわかるように説明的に書いてあるが，介護者が家族など特定の者に限られている場合は表1[2]のように，単語・句の並記でよい．

表1 家庭用メッセージボード（日本ALS協会近畿ブロック会員リーフレット，1999）[2]

部位	番号	メニュー
顔	1	スイッチ
頭	2	吸引・のど・口
首	3	おしっこ
枕	4	大便
肩	5	体位を変える
腕	6	ベッド 上げ・下げ
手	7	お薬
腰	8	かゆい
お尻	9	痛い
足	10	寒い
上	11	あつい
下	12	人工呼吸器
心	13	文字盤

注：「心」は"気持ち"を意味する．

1. 吸引してください．
2. 最後にノドをしっかり止めてください．
3. 円座の位置（上，下，右，左，はずす）．
4. Ⓐまぶしいのでブラインドをおろしてください．
   Ⓑカーテンを引いてください．
5. Ⓐ枕を（高く・低く（まん中を押さえる）・
          裏がえす・上へ・下へ）
   Ⓑ顔を左・右に向ける．
6. Ⓐタオルを首にそって深く押し込んでください．
   Ⓑタオルを換えてください．
7. カフの調節（6.5）をしてください．
8. Ⓐ頭だけ左右に置き換える．
   Ⓑ舌をかんだ
9. ベッドを上下してください．
10. テレビを（つける・消す・チャンネルを変える）
    ※イヤホンをつけてください．
11. 呼吸器の確認（のど・水きり・加湿器の水の量）
    ※アームからはずして水切りをしてください．
12. 横向きの時はタオルを折って
        頭と枕の間に入れてください．
    ※上向きのときはタオルを取ってください．
13. メガネをかけてください．
14. 体の位置…足・腰・手の指・背中の枕・肩
        体全体を左（右）に引っぱる
15. フトンを上下してください．
16. 電気毛布のめもりを調節してください．

図1　メッセージボード（日本ALS協会近畿ブロック会報，1999）[1]

3） 文字盤

仮名を1文字ずつ特定して目指す単語や文を表現するための五十音表である．通常，それに濁点・半濁点と数詞の1から10か12までや曜日などを加えたものを使う．必要に応じて，拗音表記用の小さい「やゆよ」や促音の「つ」またはアルファベットなどを加える．表を縦書きにするか，横にするか，縦書きの場合は「あ」行を右・左のどちらにもってくるかなどについては，本人に確認して決める．また，文字の大きさと文字の間隔は，文字を選択する方法や本人の視力などによって異なるため，基本の文字盤を倍率を変えてコピーして試す．文字の選択は可能であれば本人が指先や棒で直接行う．それが困難な場合には，2通りの方法がある．

(1) 介助者が行（横）と列（縦）を順番にさしてゆく方法

まず，介助者が「あ・か・さ」とさして本人の瞬きなどの合図で行を決め，次に「さ・し・す」と列をさして本人の反応で目指す文字「す」を特定する．

(2) 表の行と列に番号をふる方法

本人が，まず目指す行の番号と同じ数だけまばたきをして行を特定し（例：「さ」行をさしたい時は，「あ」行が1，「か」行が2，「さ」行が3なので3回），次に同様にして列を決める（例：「す」が目指す文字の場合は，「さ」が1，「し」が2，「す」が3なのでまばたきを連続3回する）．このやり方では，後半の行「はまやらわ」ではまばたきの回数が多くなってしまう．そこで，表を半分にわけ，まず前半（まばたき1回）か後半（まばたき2回）かを決めてから，さらにまばたきを行と列について2度行って文字を特定する[3]．

どちらの方法でも，反応は楽にすばやくできれば，まばたき以外の動作でよい．また，介助者は視覚刺激の提示とともに音声も併用する．他の手段と同様，文字盤を使うことを伝える合図を決めておく．

4） 透明板の活用

メッセージや五十音表を透明アクリル板や塩化ビニール板に書いて，本人と介助者が板を挟んで対面し，本人の視線で文・文字を特定する方法もある．この方法は両者が使用に習熟するのに時間がかかるが，いったん慣れると，介助者がスキャニングするより短時間でめざす表現が特定できる．

(1) メッセージの特定方法

a) 盤の四隅とその中間点，つまり視線での右上・左上・右下・左下と上下左右の8方向，盤上の8カ所に直接単語等を書いておき，視線の方向で特定する．

b) 上記8方向には番号のみ記しておき，視線では別の表にふってある番号を示す．介助者は示された番号に該当するメッセージを別の表から探す．

この際，本人と介助者が8方向のそれぞれが示す番号と，8つの表現とその順番（番号），つまり2種類の表を暗記していれば，番号を記した透明アクリル盤とメッセージを書いた表

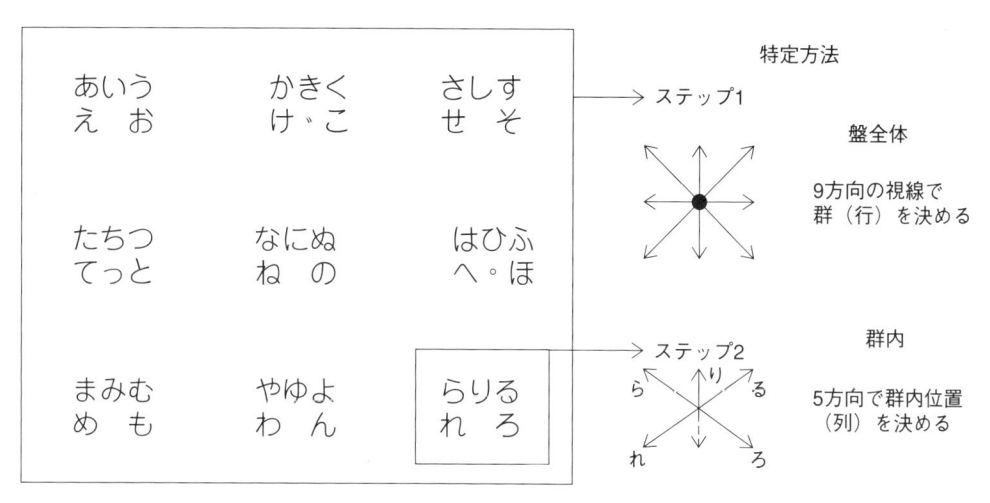

図2　群別特定用透明文字盤

の両方を省くこともできる．

また，表現の数が多くなった場合はカテゴリー別に表を作成し，まずそのカテゴリー番号を特定してから，メッセージ番号を特定することも可能である[4]．

(2) 五十音の特定方法

a) 視線の方角で盤の五十音表上のおおよその位置を決め，文字を見つめ続けてもらい介助者が盤を移動させ本人の視線と文字と介助者の視線が一致する点を探す．これはとくに介助者側の技術の習熟を必要とする[5]．

b) 上記（1）に記した8方向と盤の中央の9方向に「あ」から「ら」の各行の5文字をひとまとまりの群（クラスター）として配置する（図2）．本人は，9方向の視線でまず群（行）を特定し，その後5方向の視線で群内の位置を示して2段階で目指す文字を特定する．注意するのは，上記a）の特定法のように目指す文字を見つめるのではなく，9方向を相手に示す，つまり，視線の動きをなるべく強調する点である．したがって，まず盤なしで視線の動かし方を練習するが，板中央の群（図2の「なにぬねの」を選択する場合）は寄り目にすると解りやすい．盤上の群の配置は，高頻度に使う行を視線を動かしやすい上下左右に置くなどの工夫が可能である．この群別特定法は，英語圏などで，アルファベットの特定に使われる方法の応用である．

a）とb）のどちらの場合も，アクリル板の文字面は通常患者側に向ける．盤の大きさはa）では30cm×40cm程度必要だが，b）ではそれより小さくB5やA5にすることもできる．また，透明五十音表を紙の文字盤と同じように，介助者が声と指で示してスキャニングしてゆく使い方もある．紙の盤と異なり，文字盤を挟んで両者が対面しているため，介助者は盤と患者の両方に視線を移す必要がなく，文字が特定しやすい．

5) 口述文字盤（くち文字盤/聴覚的スキャニング）

　文字盤（五十音表）を使わずに，仮名を1文字ずつ特定して単語や文を表現する方法である．まず，介助者が「あ・か・さ・・・」と言うか，早口で「あいうえお」「かきくけこ」と言い，本人は目指す行になったらまばたきなどをして行を決める．次にその行を「か・き・く・・・」とゆっくり言い本人の反応で列を決めて文字を特定する．

　文字盤を使う時も同じだが，長い単語や文では特定した文字を書き取るための筆記用具が必要となる．また，介助者の推測力が高いと，すべての文字を特定しなくとも，2, 3文字決めたところで目指す単語がわかることも少なくない．さらに，高頻度の文表現を短縮して仮名数文字で表すのも効率がよい．たとえば「スイッち，ハナして」の略語を「スハナ」とし，パソコン操作用の顎スイッチを離す意味とすることもできる[6]．この略語を50音順に表にしておけば，不特定多数の介護者に対しても使える．

6) 筆記・空書

　書字が可能な患者には，筆記用具の選択を援助する．手の力が弱い場合は，市販されている小さなホワイトボードと水性フェルトペンや，磁石を利用したメモボード（「ジッキーメモレ」パイロット製等）が使いやすい．手指の運動機能によっては，小さい文字の方が書きやすい場合もあるので注意する．

　筆記用具を使わず，空間やベッドのシーツや掛け布団の上に，手指や足先で文字を書く空書も役立つ．この場合，文字はひらがなより直線的なカタカナの方が書きやすく読みとりやすいので，あらかじめ，漢字とカタカナを書くなどと決めておく．

2.2. コミュニケーション機器

　ニーズによっては機器を併用することで，コミュニケーションを量的・質的に向上させられる場合もある．次にそうしたAAC機器を紹介する．

1) 携帯用会話（音声出力）装置（Voice Output Communication Aids—VOCA）

　VOCA（ヴォカ）と呼ばれる携帯用会話装置には，2種類ある．あらかじめ介助者などの肉声で登録したメッセージ「タンをとって下さい」などを，スイッチを1つ押して音声表出するタイプ（「ニューおしゃべりくんハイ」アルファシステム製等）と，文字盤のように1文字ずつ入力して単語や文をモニター画面上に表示し，合成音声で読み上げるタイプ（「トーキングエイド」ナムコ製等）である．後者には，前者と同じような登録（肉声ではなくキーを1文字ずつ押して単語や文を登録する）や印刷の機能もついている．高頻度につかう語句を登録することで，会話を迅速に進めることができるが，どういう表現（長さ：単語・句・文

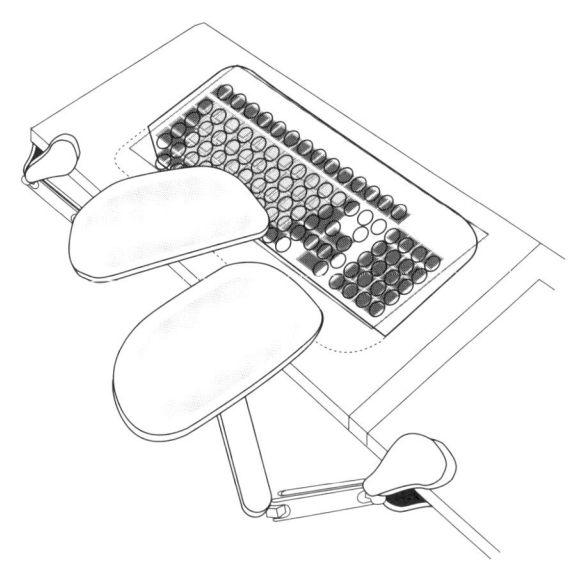

図3 上肢装具とキーボードカバー

か，内容：一般的な高頻度表現か介助依頼など特定の場面に必要な表現か）をどのキーに登録しておくかによって，使い良さが左右される．「ありがとう」を「あ」のキーにという具合に語頭音キーに登録しておくと，登録キーを記憶し維持するのが楽だが，同一の語音で始まる表現も多いため工夫が必要となる．また，登録数が多すぎるとおぼえきれないため，量的な適切さにも配慮する．

五十音文字キーの文字盤を面で分割してタッチパネル式に使う付加機能（キーのグループ化，2・4・8分割が可能）を備えた機種（「トーキングエイド」ナムコ製）[7]も発売されているが，身体・コミュニケーション機能に変化が予測される場合に役立つ．

2）ワープロ・電子手帳

上肢の運動機能によっては，音声表出はできないがワープロ（市販のノートパソコンでのワープロソフト使用）や電子手帳も文字表出手段として使える．上肢装具やキーボードカバーによって，キーボード入力が可能となる場合があるので注意する（図3）．電子手帳は入力キーやモニター画面に表示される文字が小さいので実物で試す．これを携帯用会話装置として用いる場合，両上肢の運動機能によっては，蓋を開けるのが困難なことがあるので，購入予定機種で確認する．

3) コール（呼び鈴）と環境制御

コミュニケーションは相手を呼んだり，人の注意をひくところから始まる．また，重度の構音障害に四肢の運動障害を合併していると，介助者を呼ぶことが日常最も重要なコミュニケーションニーズとなる．

現在さまざまなコールが市販されており，福祉機器ではなく汎用品のなかにも，活用できるものがある．ただし，どのような機器にも故障の可能性があるので，介護の必要度の高い患者，とくに人工呼吸器を装着している場合には複数の手段を用意する．最近，パソコン機器にコールを組み込んだ意志伝達装置も開発されているが，メーカー側もこの装置のコールだけに依存しないように注意を呼びかけている．

福祉機器導入に際して，コールはテレビや電話の操作などの環境制御と組み合わせて検討されることが多い．コミュニケーションおよび環境制御ニーズとしては，コールとテレビ操作の比重が大きい．この両者を1スイッチで実現するためには，普通価格が4万円程の環境制御装置を使うが，1万円以下の市販スイッチを使って，コールとテレビ操作（on-off, チャンネル選択）の両方を制御する方法も開発されている[8]．

4) 通信機器

発話明瞭度の低下で電話でのやり取りが困難な場合，VOCAで話したりファックスを利用するが，最近では電子メールが普及してきている．

携帯電話もさまざまに活用できるが，操作手順が煩雑でスイッチ操作に指先の巧緻性が必要となる．ただし，市販の通信機器は急速に多様化しており，今後高齢者を対象とした使いやすい製品が開発される可能性がある．

5) パソコン機器（意思伝達装置）

手の運動制限でワープロなどのキーボード操作が困難な場合は，ひとつまたはふたつのスイッチで操作できるパソコンを使ったコミュニケーション機器（「伝の心」日立製作所製等）が，書字や音声表出手段として使われる．現在日本では複数の機器・ソフトウエアが市販されているが，文字の入力方法や編集操作方法は少しずつ異なる．この違いが，それぞれの患者にとっての使い良さに影響するので注意する．

パソコン機器は一般の家電製品や単機能のVOCAなどとは異なり，購入したままで電源を入れればすぐすべての機能が使えるようになるわけではない．初期設定や操作習熟訓練，故障時の対応も考えておく必要がある．以下に，パソコン機器をAAC手段の選択肢のひとつとして検討する場合の注意事項をまとめる．

パソコン機器導入時の注意事項

1）情報提供

　パソコン機器は，パンフレットなどの文字と写真の情報では，機能が解りにくい．患者に操作場面のビデオを見せたり，可能ならば貸し出しを利用して一定期間試用したり，その機器を活用している他患から意見を聞く機会を設ける．購入が確定している場合，販売業者によっては出張サービスで数種類の機器を試させてくれることもある．

2）パソコン入力支援装置の活用

　パソコンを使い慣れている者には，意思伝達装置の導入を急がず，入力方法を変えて一般のソフトウェアを引き続き使えるようにする．特殊なキーボードやマウス，またキーボードを使わずひとつかふたつのスイッチで一般ソフトへの入力ができるようにするためのソフトなど，さまざまなパソコン入力支援装置が市販されている．

3）スイッチの適合

　スイッチは個々の使用者の機能に最適なものを選ぶ．進行性疾患の場合は，キーボード操作から1スイッチ操作に移行することもあるが，2スイッチ操作が可能であるか，ひとつのスイッチをふた通り（ピッと短く，ピーと長くなど）に押し分けられるかを調べ，1スイッチに移行する前により効率的に入力できる2スイッチ操作や1スイッチの押し分けによる入力を検討する．

　近年，手や足をはじめ，顎，頬，唇，舌，瞼，額などの動きで操作できるさまざまなスイッチが市販されるようになったが，運動機能の変化に合わせて最も楽に使えるものに変えてゆく[9]．四肢の運動機能の障害が重度の患者，たとえばALS患者では，市販品ではポイントタッチスイッチ（パシフィックサプライ製）が適合し，首の回旋つまり頬をスイッチ先端のセンサーに接触させて使う場合が多い（図4）[10]．最近では，脳波によるスイッチも研究されてきているが，実用面から眼球運動によるスイッチが注目を集めている[11]．

4）操作の完全自立—環境制御装置の活用

　パソコン機器では，使いたい時にすぐ操作を開始できるかどうかが，機器の使いよさや使用頻度に影響する．テレビを見ている時に，来訪者があり，パソコン機器で会話を始めようと思っても，自分のスイッチ操作でテレビから文字入力・音声表出へと切り替えができないと，会話をあきらめてしまう患者も多い．この切り替えができるように最初からセットされている機器もあるが，そうでないものもコールの項で述べた環境制御装置を使えば，ひとつのスイッチでこの切り替えができるようになる．

5）通信機能の活用

　パソコン機器の利点のひとつは，インターネットによる情報収集や電子メールなどの通信機能にある．自分のスイッチ操作で自由にホームページを見たり，文書を作成・保存し送信できるということは，コミュニケーションの量的向上をもたらすだけではない．発話も困難で，いわゆる寝たきり状態にある患者にとっては，直接交信することが生きる意欲を高めたり能動的な社会参加をもたらし，QOLの向上につながる．この通信機能は使用経験のない患

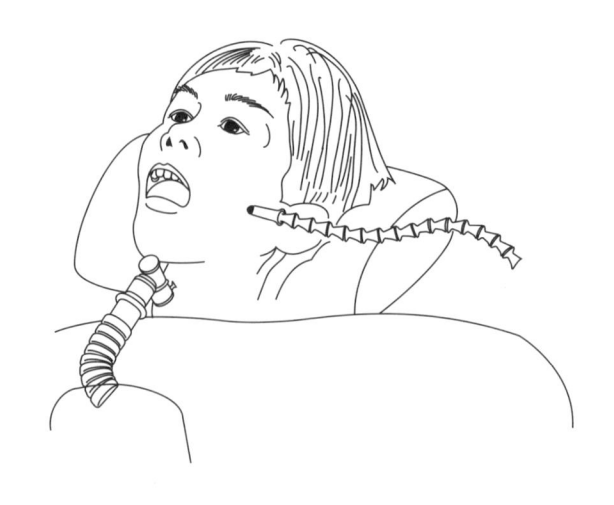

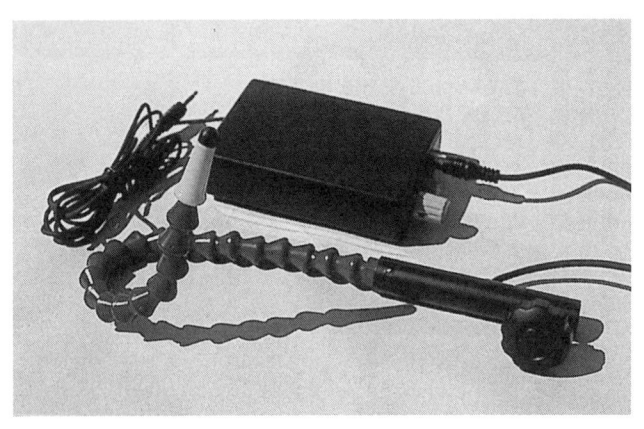

図4　ポイントタッチスイッチ（パシフィックサプライ製）
資料提供：パシフィックサプライ株式会社
〒160-0022　東京都新宿区新宿 2-3-12　グレイスビル 2F
TEL 03-3352-0757 FAX 03-3355-3154
http://www.p-supply.co.jp/

者・家族からは，コミュニケーションニーズとしてあがらないことが多いが，機器供給に際してはこれを活用できる可能性のある患者を見逃さないことが重要である．

6）設置場所とスペースへの配慮

　パソコン機器は他の手段に比べて，広いスペースを必要とする．また，いわゆる寝たきり状態の患者では，ベッドの周辺に人工呼吸器や移乗・移動用のホイストを設置している場合も多く，通常のデスクトップパソコンを適切な位置に設置できないこともある．そのような時は，パソコンを自由に選択できる意志伝達装置ソフトウェアをノートパソコンで使うことを検討する．

7）購入時の機器設定・調整

　機器を購入すると，初期設定や使用者に合わせた調整（カスタマイズ）をしなくてはならない．また，インターネットへ接続するためには，プロバイダー（接続の窓口となってくれ

る会社）との契約が必要となる．ここまでを誰がやるかを確認しておく．販売業者にすべてをまかせることも可能である．

8）操作訓練と辞書登録機能の活用

ワープロやパソコンの使用経験のない患者には，系統的な操作訓練を行う．患者の習熟度に合わせて，操作手順を図式化して見やすいところに掲示する．

また，文字入力がオートスキャニング（自動走査法）の場合は，スキャニング速度を速くしても入力に時間がかかるので，高頻度語・句・文を辞書登録して効率化をはかる[12]．この効率化のために，欧米では単語を語頭から数文字入力したところで，候補単語の選択肢が提示される機能も実用化されている．日本でも市販の汎用ワープロソフトにこの機能をそなえたものもでてきたが，意思伝達装置では，高頻度単語・句等をあらかじめ分野別に登録しそれを選択利用する方式が主流となっている[12]．

9）故障時の対応

販売業者が責任を持つ機器保証は限られている．また，訪問修理はすぐに来てもらえなかったり，費用が高くなることもある．家族や身近な人のなかに，操作方法を尋ねたり，修理が必要な故障か操作ミスかを見分けてもらえる人がいることが望ましい．地域の障害者施設や，パソコンボランティア組織[13]に問い合わせる方法もある．

2.3. AAC機器に関する公的資金援助と給付申請

身体障害者手帳を所持する者がコミュニケーション機器を購入する時は，購入前に，その機器が患者の障害の種類（肢体・音声言語等）と等級で日常生活用具給付対象となっているかを調べる．申請・給付にかかわる詳細については公的機関の相談窓口，市役所の障害福祉担当課や福祉事務所で確認する．

パソコン型の意思伝達装置の給付対象者は，身体障害者手帳の交付を受けた者で，両上下肢の機能の全廃および言語機能を喪失し，コミュニケーション手段としてこの機器が必要と認められる者とされている．意思伝達装置の国の給付の上限額は50万円であり，給付額は申請者の所属する世帯（生計同一世帯）への前年度課税額により決定されるが，地方自治体によっては独自の支援事業のなかでこれに上乗せする給付を実施しているところもある．したがって，自己負担額は申請者の状況により異なる．

3. AAC手段の選択と導入

AAC手段は，構音・言語・認知面や四肢の運動機能の状態と，患者や家族のコミュニケーションの嗜好やニーズによって組み合わせて使う．したがって，どのような手段をどう組み合わせて導入するかは，同一の疾患で身体およびコミュニケーション障害の種類と重症度が

似通っていても，患者により異なる．AAC 手段の一般的な選択過程とその導入方法は次のようになる．

3.1. AAC 手段の選択とその評価

AAC 手段の選択に際しては，まず患者のコミュニケーションニーズを調べ，言語・認知面や身体機能面の評価を行うのが望ましい．しかし，臨床ではこうした評価に時間をかけられないことも多い．そこで，専門職は事前に患者に関しての情報を収集し，患者と面接して適応のありそうな手段をいくつか決める．次にそれらを試用してもらい，最終的に手段を選択する．

この評価と試用の同時進行的な方法には，いくつかの長所がある．まず，ニーズの特定が円滑に進む．患者や家族は特殊な装置の存在を知らないと，本当は使いたい電子メールなどを無理と思い込み求めない．また，逆に現状では不可能であったり不必要なニーズに固執して，真のニーズを見失うこともある．つまり，一見まわり道のようにみえるが，情報提供をしたりさまざまな手段を試しながらニーズを特定してゆく方が，結局は隠れたニーズまで堀り起こし，真のニーズを短期間で特定できる．

また，機器の種類や同じ種類でも機種によって異なる操作の違いと使いやすさの関係は，本人に試用してもらい意見を求めるのが最も効率的な評価方法となる．さらに，このように機器選択に主体的にかかわることによって，患者は機器導入の責任の一端を担うことを自覚するため，実用的な機器が選択され，導入後の活用も期待できるようになる．

もちろん，標準化された検査や，検査機器を使用した評価が必要なこともある．そのような場合も，使用する AAC 手段によって評価のポイントや必要となる機能レベルが異なるので，ある程度手段が決まった段階で細かい評価に移った方が，不必要な検査を行わないですむ．

このように，評価と手段の選択を並行して進めていくことが可能なのは，機器に関しては選択の余地が少ないという日本の現状にもよる．VOCA だけで数十種類ある英語圏では，まず詳細な評価を実施せざるを得ない．したがって，日本でも AAC 専用機器や一般パソコン用ソフトウェアが多種類開発され，患者も発症前からパソコン，少なくともワープロに慣れていた人々が中心となると，AAC 手段の導入開始時に詳細な評価を実施する必要がでてくると思われる．

3.2. 発話の実用性レベル別 AAC 導入法

1) 軽〜中等度構音障害レベル

家族・介助者との日常のコミュニケーションが発話で成立している場合でも，しばしば聞き取りにくいことばがあるようなら，重要な単語は発話に合わせて五十音表の文字を指したり空書を行うと聞き返しが少なくなる．また，進行性疾患患者で障害の理解・受容が進んで

おり，将来的にパソコン機器の使用を計画している者に対しては，文字入力のためのキーボード操作やワープロの編集機能の学習を援助する．

2) 重度構音障害レベル

家族や介助者でも聞き取れないことばが多い場合，文字盤や空書を使用する．簡単な要求では指さしやジェスチャーも併用する．また，発声が負担となることもあるので，音声なしでの構音つまり読話の実用性を評価し，有効であれば使用する．患者・家族のニーズによっては，VOCAやコール，またパソコン機器を導入する．

3) 発話での意志伝達不可レベル

四肢の運動機能に実用性がなく，重度の構音障害や人工呼吸器装着後スピーチカニューレやスピーキングバルブの適応がなく発話で意思伝達ができないときは，まず，まばたき・視線や楽な動作で「はい―いいえ」と「わからない・どちらともいえない」を確立する．

次に，日常高頻度につかう介助依頼なども同様に視線などでシンボル化する．視線や動作でのシンボルが多くなって覚えきれない場合は，メッセージボードを作成する．その場合は，メッセージボードを使うことを家族・介助者に伝える合図（シンボル化した動作）をまず決める．

筆記や空書の実用性を評価する．書字が困難な場合は適切な大きさの文字盤を作成する．厚紙の盤か透明盤にするか検討し，必要に応じて患者と家族・介助者に使用訓練を行う．

緊急時にそなえ口述文字盤のやり方も指導する．コールが確実に機能しているか確認する．VOCAの適応を検討する．患者・家族のニーズと障害受容度に留意しながら，パソコン機器（意思伝達装置）についても情報提供を行う．その際，長所・短所を説明し，可能であれば試用の機会を設けるが，購入の意志決定を急がせない．

3.3. 維持・管理

AAC手段導入後数週間した時点で，それぞれの手段がうまく機能しているか確認する．本人や家族・介助者が，手段のやり方・使い方を誤っていないか知るため，実際のコミュニケーション場面を観察する．また，導入した手段の個々の単位，たとえばシンボル化した動作の選択が適切であったかも調べる．使用頻度の低い動作シンボルやメッセージボード上の表現を削除し，新たに高頻度に必要なものが判明した場合は追加する．複数の手段の使い分けの状態を聞き，改善の余地があれば助言する．機器を使用している場合は，スイッチが適切か確認する．

3.4. 活用促進のための援助

　ワープロやパソコン機器を使用している患者は，AAC手段を，日常のやり取りの他に，文章作成や通信などにも活用できる．ただし，自主的にはこうした活用を始めない患者もいる．そのような場合は，手紙を書く，日記をつける，俳句を作る，自分史を書くといった活用方法を示し，実際にそうして書き上げられた他患の作品集等をみせる．

　本人が文章などを書きためた時は本人の意向を確認したうえで，コピーして簡易製本し親戚・友人に配るための援助をする．また，通信機能を活用するには，やりとりできる相手を探す必要が生じることもある．同じ様な疾患，年齢，家庭環境の他患を紹介したり，患者会の通信ネットワークなどへの参加を促す．

　このようにして日常接している家族・介助者以外の人との交流があると，本人の生きる意欲が高まることもある．また，作品を通じて周囲の者が本人・家族・介助者の状況を理解し共感を示すようになると，患者をとりまく人間関係が円滑になることもある．こうした生活上必須なやりとりを越えたコミュニケーションは，元来社交的で多弁などといった患者の性格やコミュニケーションの嗜好に左右されるが，わずかな助言で変化がみられるようならば支援する．

3.5. AAC手段の選択・導入時の注意点

　コミュニケーション手段の選択やその導入過程には，注意しなくてはならないことがいくつかある．

1） 個人の嗜好の尊重・自己決定

　患者自身が希望していない福祉機器を導入しても，多くの場合活用されずに終わる．コミュニケーション機器は患者の能動的な使用が必須なため，介助者が操作する他の福祉機器にくらべ，患者の意見をより重視する必要がある．本人の嗜好に合わないものは押しつけず，手段の最終決定は患者が行うようにする．

2） 使い慣れた手段の活用と工夫の尊重

　すでに慣れ親しんだ手段がある場合は，新たな手段を考える前に，まず既存の手段を整理・修正してより使いやすいものにする．たとえば，視線での合図の数を増やしたり，メッセージボードに載せる語句の再検討を行う．一般的な伝達効率だけで判断して新しい手段を導入しても，コミュニケーションが量的・質的に改善するとは限らない．新しい方法に慣れるのに時間がかかったり，操作訓練が苦痛なこともある．したがって，新しい手段の導入は，現状では満たされないコミュニケーションニーズがある場合に限られる．

また，患者や家族が工夫した方法が，専門職では気が着かない実用性をもっている場合もある．それをそのまま他患に紹介したり，そこから生活場面で役立つ手段を開発する．したがって，AACアプローチでは，ほかの言語障害に対する臨床技術以上に患者・家族いわゆるユーザー側の意見や工夫に注意をはらい尊重する必要がある．

3）情報収集

手段の選択の項で述べたように評価と機器選択を同時進行的に行うためには，患者の状態を観察しただけでいくつかの手段を候補として思い浮かべられる程度の情報をもっている必要がある．コミュニケーション機器の開発速度は近年加速されている．したがって，常に最新の情報を収集しておく．頻繁に版を新ためるコミュニケーション機器を中心としたテクニカルエイドの目録式解説書[14]やインターネットでの検索[*1]に加えて，福祉機器展，AACのユーザーやメーカーも含めた全国的な会合であるATAC[*2]や，リハビリテーション工学カンファレンス[*3]等に参加するのもよい．また，機器紹介の項でも述べたが，安価な一般商品，たとえば子どもの五十音文字学習用機器（会話補助装置に似ている）や伝言録音装置などは，スイッチがそのままあるいは簡単な工夫（足指で押す等）で操作できればAAC機器として使用できるので，そうした商品についても情報収集を行う．

4）チームアプローチと言語聴覚士の役割

AAC手段の導入は，医師・看護士・理学療法士・作業療法士やリハビリテーションエンジニア，ソーシャルワーカー，販売業者等との連携によってなされる場合が多い．役割分担を細かく確認することによって，それぞれの専門性を生かしながら，サービスを重複なく効率的に供給する．

AACアプローチにおける言語聴覚士の役割は，チームメンバーの構成や患者の疾患の特徴によって異なる．基本的には，言語・認知面の評価とそれに基づいたAAC手段の選択および使用訓練を主体とするが，これを構音の評価・訓練とともに実施する．また，とくに援助を求められるのは，シンボル化したり機器に登録して使用する高頻度表現の選択である．さらに，選択された音声言語を含む複数の手段について，総合的な視点から生活場面での使い

[*1] 関連URL
「こころWeb」 http://www.kokoroweb.org/
AAC関連の機器・書籍・カンファレンス等の最新情報源

[*2] 日本リハビリテーション工学協会事務局
〒770-8506　徳島市南常三島町2-1
徳島大学大学院工学研究科エコシステム工学
末田研究室　TEL 088-611-1615 FAX 088-611-1734

[*3] ATAC（エイタック）カンファレンス事務局
Assistive Technology & Augmentative Communication Conference
〒760-8522　高松市幸町1-1
香川大学教育学部中邑研究室内
TEL & FAX 087-832-1550

分け方を援助したり，コミュニケーションに関してのキーパーソンとして，さまざまな人と物とを結びつけるコーディネーターの役割を担うこともある．いずれにしても，個々の患者の状態やメンバーの専門性によって，役割を変更してゆける柔軟性が求められる．

4. 症例検討Ⅰ：進行性運動性構音障害患者へのAACアプローチ

ALS，筋ジストロフィー症，脊髄小脳変性症等の進行性神経筋疾患では，一般にその進行過程のある時点で構音障害が生じ重度化してゆく．また，構音が実用的であっても，気管切開・人工呼吸器装着によって音声喪失状態となる場合もある．

このような患者は通常四肢の運動機能障害も合併しているため，表出コミュニケーション手段はまず生命維持活動の援助を求めるために不可欠となる．さらに，長期臥床いわゆる寝たきり状態期では，家族・介助者や専門職とのコミュニケーションがうまく運べないと，情緒的に不安定になり生活の質（QOL）にも影響が及ぶ．

したがって，こうした対象者へのコミュニケーション援助は，疾患の特殊性と個人の嗜好を考慮しながら，速やかに遂行されなくてはならない．その過程をALS患者の症例を通して述べる．

4.1. 症例の概要

63歳，男性，元公務員（事務系管理職を60歳で退職，再就職直後に発症，勤務を継続した後退職）．60歳時，上肢筋力低下と嚥下障害（構音障害については詳細不明）出現．3ヵ月後にALSと確定診断がつき本人に告知．その後も自宅から公共交通機関を利用して勤務を継続．発症3年後，検査入院中に呼吸機能低下により意識喪失し，気管切開・人工呼吸器装着となった．以後音声喪失状態で，複数の病院を経て発症5年後に妻との在宅生活を開始．当センター地域サービス室のリハチームが評価訪問を実施する．身体機能は四肢末梢部がごくわずか動くものの，長期臥床いわゆる寝たきり状態でADLは全介助，食事は経管栄養であった．コールとコミュニケーション機器の改良を目的に言語聴覚士，作業療法士，リハエンジニアが訪問サービスを実施した．

4.2. ST経過・AAC手段の活用

初回訪問時，リハスタッフが入室すると，本人は臥位でオートスキャニング方式のワープロの操作を開始した．右手人差し指のタッチセンサーで画面の五十音表の文字をひろって仮名入力し，来訪者への丁寧な挨拶文を打ち出した．

1) コミュニケーションの状態

妻との日常のコミュニケーションでは,「はい—いいえ」はわずかなうなずきと首振りで,簡単な要求は単語の口形（読話）で15語程度が理解されていた．また,口形と合わせて,対象物に視線を向けることもあり,機器の操作依頼は視線だけで通じることが多かった．特殊な内容や読話が通じない時は,妻が五十音表を見せながら声をだして読み上げ,わずかなうなずきかまばたきで文字を特定していった．五十音表を使わず口述文字盤方式で,語を特定することもあったが,妻は推測力が高く,いずれの場合も仮名文字を全部示す前に目的語を言い当てた．また,妻は本人の気分や快・不快を表情から判断した．妻を呼ぶコールは,ベッドに設置された右足先のスイッチで操作された．

2) 変更点

妻とのコミュニケーションは良好で,機器を使わないAAC手段は適宜使い分けられていた．したがって,修正や変更は行わなかった．機器に関しては1スイッチのワープロを日常的に使用していたが,漢字変換方式ではなかった（最近はほとんど使われない）ため,仮名の連続となり読みにくかった．そこで,機器の変更を検討したが,①現機器の操作に習熟しており,②最近導入した福祉機器の調子や修正依頼の文書を手早く作成する必要があり,③日常の伝達には漢字変換する必要がないことから現状維持となった．ただし,右手指の入力スイッチは改良した．コールはワイヤレスのものに変更し,簡易型環境制御装置（ECS）に接続した．このECSにより,コール,テレビの電源・チャンネル・音量,ワープロの電源操作が1スイッチで自立できた．

3) AAC手段の活用促進

本人は発症からの経過をワープロで打ち保存していたため,それを自分史としてまとめるよう助言した．1日に3〜4時間,ワープロ入力することもあり,半年後に20ページ程の文章を完成した．原稿はひらがなで読みにくかったため,言語聴覚士が打ち直した．それを印刷し簡易製本して親戚や友人に郵送すると,好意的な反応が寄せられた．

2年後,右人さし指の運動機能が低下したため,額スイッチ（眉毛をあげる/額にしわを寄せる）の併用を開始．コールだけ指スイッチにした．半年後には指スイッチが使用できなくなったため,額スイッチのみとなる．額スイッチは当初,①夜間無意識に額を動かして入力操作をしてしまう,②機器のスイッチに対する反応感度が良く誤作動しやすい,③スイッチの位置がずれやすい等の問題が生じたため改良した．額スイッチになっても,日常的にワープロを活用したが,文章量は徐々に減った．

4.3. 本症例の特徴

1) ALS 患者の特徴

　他の進行性疾患と比べて，ALS 患者には構音障害に特徴がある．まず，程度の差はあるが，構音障害が重度で発話明瞭度が低い．とくに，球麻痺症状の顕著な球型では，自立歩行が可能で四肢の運動機能が比較的良好な段階でも，構音の実用性が低い．これは，筋ジストロフィー症では眼咽頭型などを除けば，進行の速い Duchenne（デュシャンヌ）型であっても，呼吸障害は重度となるが口腔の運動機能は比較的保たれるため，人工呼吸器を装着しても，スピーチカニューレやスピーキングバルブによって発話が可能な場合が多いのと異なる．また，脊髄小脳変性症では，構音障害が失調型であるため，発話異常度は高いものの，明瞭度は比較的保たれており，単語レベルの簡単なやりとりは音声言語で可能な状態が末期まで続くことが多い．

　さらに，疾患の発症時期と症状の進行に関しても，違いがある．ALS は成人期，とくに 50 代での発症が多く，症状が急速に進行する．つまり，通常の社会生活をおくっていた者が突然四肢の運動機能障害とコミュニケーション障害を持つようになる．一方，デュシャンヌ型の筋ジストロフィー症や一部の脊髄小脳変性症では，幼少期から症状が現れ確定診断がなされるため，身体的・知的発達や言語発達にともなったコミュニケーション方法が家庭や学校で徐々に無理なく形成される．また，成人期に発症する筋ジストロフィー症や脊髄小脳変性症では一般に症状の進行が遅いので，コミュニケーション障害への対応は，本人と家族が主体的に進めてゆくことが可能で，それを支援する場合も時間的に余裕がある．

2) AAC 中途介入

　本症例は，AAC を活用するようになって数年後に言語聴覚士が介入したケースである．機器を使わない方法は，妻との間ですでに確立されており良好に機能していたが，たとえ専門的観点からの使い勝手の良さで変更を促しても，定着は難しいと思われた．また，AAC 機器に関して，専門職は現状維持を助言したが，その後の経過をみると，①コミュニケーション意欲が高く，②スイッチ操作が指で比較的楽にできる時期に，③慣れた機器を使っていたために，自分史を完成できたのではないかと思われる．ただし，本症例のように文章表出の意欲が高い場合は，当初より漢字変換ができ，通信機能もある機器を導入するのが適当と思われ，AAC アプローチでは最初にどういう手段を導入するかが重要であることが解る．

4.4. AACアプローチ実施上の注意点

1) 障害受容度への配慮

　患者が告知を受けていても，障害理解・受容の程度はさまざまである．本症例は障害受容に問題はなかったが，ALSでは進行が速いと，障害の理解と受容が機能の変化に追いつかないこともある．その結果，AAC手段の導入が後手にまわることも少なくないが，基本的には，患者の予後理解にそぐわない情報提供は行わない．また，情報の内容と提供時期については，まず家族に確認する．

2) AAC手段の導入時期

　ALSの患者では，人工呼吸器を装着するか否か等の重要な決定をみずから下さなくてはならない場合もあるが，その際，情報収集や自分の考えを整理して表現するために，AAC機器が役立つことが少なくない．また，本症例でもみられるようにホイスト（移乗・移動機器）などの福祉機器の使い勝手や調整して欲しい点についてなど複雑な内容を大量に伝えるには，時間をかけて入力ができ保存可能なワープロ機能が文字盤より役立つ．したがって，障害受容度とこうした特殊なコミュニケーションニーズの兼ね合いに注意して，AAC手段の導入時期を決める必要がある．

5. 症例II：非進行性運動性構音障害患者に対するAACアプローチ

　進行性ではない重度の運動性構音障害患者に対して行ったAACアプローチを報告する．本症例は，歯科的治療，形成外科的治療と並行して長期間STを実施したため，多種多様なAAC手段を適宜導入することが可能となり，臨床上の示唆が多い．また，対象の特徴としては，年齢が若く，言語記号操作や全般的知的側面に障害がなく，社会・職業的リハビリテーションが重視されたものの，本人の障害受容に時間を要したことがあげられる．

5.1. 症例の概要

　26歳，女性，会社員（発症後退職．発症4年4ヵ月後に他社へ再就職）．脱髄疾患により重度運動性構音障害発症．四肢不全麻痺で，独歩可能，右上肢廃用手，左上肢巧緻性低下の状態であった．複数の医療機関での治療とST・OT訓練を受けたものの，STは本人の拒否で中断，発症1年後に当センターのリハ科を受診しST・OT実施となる．
　構音評価・訓練に拒否的で訓練室では質問にうなづき・首振りで反応はするものの，自分

からは話さなかった．感情失禁（泣く）が頻繁にみられた．口唇の動きは速度低下はあるものの比較的良好，舌は突出後退・左右の動きは良好だが運動速度の低下が顕著であった．軟口蓋の挙上は不十分だが/a/発生時に視診で確認でき，ソフトブローイングはひと吹き（約1秒）であった．構音は，開鼻声と鼻漏れによる子音の歪みが顕著で，子音/m, n, r, h/が比較的明瞭であったのみで母音も歪んでいた．

前院にて軟口蓋挙上装置（PLP）を作成したが，異物感を訴え装用していなかった．スピーチに実用性がなく，書字は利き手である右手が廃用手で左手書字に時間がかかるため，携帯用会話装置を自費購入（身体障害者手帳の取得は拒否）していた．

5.2. ST経過

当初，情緒的に不安定で家庭訓練も実施しなかったため，当面OT訓練のみを行いSTは経過をみることとなった．半年後，リハ科再診時に本人から希望がありST再開となった．

ST再開時には，テープレコーダーを用いての評価にも抵抗を示さず，会話ではトーキングエイドを使うものの，質問に対して単語を何度も繰り返し構音するなど，コミュニケーション意欲の向上が感じられた．PLPの装用には依然拒否的であったため，とりあえず装用しない状態でのソフトブローイング，母音，比較的構音が良好な子音の産生訓練を中心とした家庭訓練プログラムを作成した．

ST再開3ヵ月後，構音の改善はみられず本人がPLPの装用を受け入れたため，当センター歯科を受診．新たにPLPを作成した．PLP調整は言語聴覚士と歯科医師とで話し合いながら進めた．鼻咽腔閉鎖機能の改善は挙上子の幅を広げると顕著であったが，本人が痛みを訴えたため調整した．さらに，舌接触補助床の機能も持たせ，舌の運動機能の低下を補った．その結果，PLP装着時には発話明瞭度は若干向上し，本人の発話に慣れた者では，話題がわかっていれば判別のつく単語が少し増えた．しかし，本人は異物感と唾液の量が増えることを理由に，日常的にはPLPを装用しなかった．

そこで，咽頭弁形成術についての情報提供を行うと，本人の関心は高く，すぐに某病院形成外科を受診．麻酔科・神経内科等併診後，手術の適応ありとの最終診断が下った．この手術により鼻咽腔閉鎖機能が改善しても舌など他の口腔器官の運動機能は向上しないため，構音の改善は少ないと思われることを説明したが，本人は手術を受けることを即断した．

発症3年3ヵ月後に，咽頭弁形成術が施行され，術後の回復も良好で，鼻咽腔閉鎖機能の改善がみられた．術後評価では，発声持続時間が長くなるとともに，子音の摩擦性や破裂性が若干強くなり，100音節明瞭度検査の結果も向上した（8.7%→19.7%判定者3名の平均）．本人も，「（鼻もれが減り）話しやすくなった」と述べ，発話意欲と訓練意欲が高まった．

退院後，構音訓練を再開し，母音と比較的構音が良好な子音の産生に重点を置いた．子音の改善が少なかったため，プロソディーを強調する訓練を実施したが，その後も初対面の人には，発話はほとんど聞き取れない状態であった．

本人はなんとか発話を聞き取ってもらおうと，意味が目標語に近く，構音がより明瞭と思われる語やプロソディーで判別がつきやすい語に言い換えることもあった．

5.3. AAC手段の活用

1） 機器の活用

AAC機器は，初期に入手したトーキングエイドに加え，より小型のコミュニケータ（キヤノン製，現在製造中止）も自費購入した．また，携帯電話で電子メールの送受信を行うようになった．ただし，携帯電話で作成できる文書は短いため，複雑な内容の連絡や雑談には電話でのやりとりが必要で，それには会話装置（コミュニケータ）を使った．発症前，会社でパソコンのデータ入力を担当していたこともあり，機器の使用には積極的で，その後，電子メールを活用するためにパソコンを入手した．

2） 書字・文字盤・ジェスチャーの発話との併用

発話時，書字や空書を自発的に併用した．携帯用の筆記用具として市販のB5サイズの磁気メモボードを使用．軽く書けて，ボタンを一つ押すだけで消せるのが便利とのことであった．手帳に貼れるような小さな文字盤（五十音表）をワープロで作成するよう助言すると，すぐに実行し手帳についているペンで指し示して使った．また，数詞を指折りで示したり，単語そのものを表す動作をしたり（例：電話をかけるまね），発話の手がかりとなる物を指す（例：予約日のことを伝えるためにカレンダーを指す）など，適切なジェスチャーを自発的に併用した．

3） 発話を直接的に補うキュードスピーチとキーワード法

一方，発話へのこだわりも強く，すぐに書字を促す相手に対しては，「ちっともわかってくれない」と不満をもらした．そこで，聞き手が語を同定しやすくするため，本人が発話とともに左手で視覚的手がかりを加えるキュードスピーチを試した．

まず，聴覚障害児を対象とした指導書[15]から，本人の構音の歪みが重度なカ，ガ，サ，ザ，タ，ダ，ハ，ラ，パ行のキューサイン（以下サイン）を選んだ．バ行と拗音のサインは，より簡単な手の動きに変更した．そのサインの絵と説明が示された図を机上に置いて，本人が絵カードの単語を構音するとともに左手でサインを示し，セラピストが単語を当てる訓練を実施した．

当初，お互いにサインを図で確認しながら課題を行ったので時間がかかったが，両者がサインを覚えると構音だけでは特定できなかった単語が比較的速く通じたため，本人もサインの実用性を認めた．しかし，家族はサインより書字を併用する方を好んだため，日常生活には般化しなかった．

また，「自分の声で電話したい」という希望も強かったため，サインのような視覚的手がか

りに頼らない方法として，構音が困難な子音のキーワード（例：「カメラ」の「か」）の活用を試みた．構音訓練用単語リストを読み上げて，明瞭度の高い単語を選んだ．それらの単語の特徴は，3モーラ程度で本人の構音が比較的良好な音節で構成されていることと，プロソディーからの手がかりが大きいものであった．このキーワードも明瞭ではないため，リストの単語をあらかじめ知っていれば（相手がキーワードリストを持っていれば）推測可能という状態であった．

5.4. AACアプローチ実施上の注意点

本症例においては，障害受容の問題から構音訓練と補綴物の作成がスムーズに進まず，訓練が長期化した．ただし，それにより，適切な時期にさまざまなAAC手段を導入できたと考えられる．とくに，最後に行ったキューサインとキーワードを使う方法は不自然でありまた特定の相手にしか使えないため，スピーチの改善への期待が強い時期には受け入れられなかったと思われる．

一般に，非進行性の運動性構音障害の訓練期間は長くはない．その期間にAAC手段を導入しようとすると，障害の理解と受容の状態によっては患者が受け入れないことも多い．可能ならば長期的にフォローして，本人の生活に役立つと思われるさまざまな手段を，本人と話し合いながら適切な時期に導入していくのが望ましい．

6. おわりに

AACアプローチを重度運動性構音障害患者に実施する場合の留意点をまとめると，まず患者との共同作業が多いことがあげられる．通常のセラピスト対患者という関係より，共同開発者という意識が必要で，そのためには早期に信頼関係を築くことが求められる．

次に，導入する手段は実用的，つまり日常生活で活用できなくてはならない．したがって，伝達効率以外にも外見の問題，たとえば体裁がわるく人前では使いにくくはないかといったことにまで，配慮する必要がある．

さらに，手段の開発・修正はもとよりアプローチ全体を通じて，臨機応変さが求められる．とくにチームの一員としては，アプローチの進展具合やメンバーの状態によって，そのときどきの自分の役割を把握し，職域にとらわれず柔軟に対応する．そのためには，普段からコミュニケーション関連の情報収集を行い，関連職種・業者などとの人的ネットワークも形成しておく．

引用文献

[1] 日本 ALS 協会近畿ブロック会報編集委員会: 日本 ALS 協会近畿ブロック会報 31, p.51, 1999.
[2] 日本 ALS 協会近畿ブロック事務局: 日常生活用具—意思伝達装置の参考に. 日本 ALS 協会近畿ブロック会員リーフレット, p.6, 1999.
[3] 川村佐和子, 木下安子, 別府宏圀, 宇尾野公義: 難病患者の在宅ケア. 医学書院, 1978.
[4] Yorkston KM: Augmentative Communication in the Medical Setting. Arizona, Communication Skill Builders, Inc., 1992. (伊藤元信監訳: 拡大・代替コミュニケーション入門. 協同医書出版社, 1996)
[5] 山本智子: 透明文字盤初歩入門 2—透明文字盤の使い方と練習方法. 難病と在宅ケア 4 (3): p.35, 1998.
[6] 高田俊昭: 醍醐発各駅停車 1—略語はたのしい. 日本 ALS 協会近畿ブロック会報 31: 34–35, 1999.
[7] 大木理恵, 鈴木理司, 小野雄次郎, 加藤直哉, 田代洋章: 新型トーキングエイドにおけるシンボルコミュニケーションの活用. 第 14 回リハ工学カンファレンス講演論文集 315–318, 1999.
[8] 寺師良輝, 松尾清美, 藤家 馨, 小林博光, 江原喜人: 2 出力押しボタンスイッチの実現方法と試作. 第 14 回リハ工学カンファレンス講演論文集 211–214, 1999.
[9] 田中勇次郎: 筋萎縮性側索硬化症患者へのコミュニケーション支援. 作業療法ジャーナル 32: 671–676, 1998.
[10] 日向野和夫, 影山秀幸: スイッチの適合事例—主に ALS を対象として. 第 14 回リハ工学カンファレンス講演論文集 219–222, 1999.
[11] 伊藤和幸, 数藤康雄, 奈良篤史: 画像センサを利用した眼球運動による意志伝達（環境制御）システム. 第 15 回リハ工学カンファレンス講演論文集 11–14, 2000.
[12] 奥 英久, 脇田修躬, 山本智子: 高使用頻度語句の登録利用によるコミュニケーションエイドの操作効率改善. 第 14 回リハ工学カンファレンス講演論文集 311–314, 1999.
[13] JD プロジェクト編: パソコンボランティア. 東京, 日本評論社, 1997.
[14] 中邑賢龍, 塩田佳子, 松木完之, 奥山俊博: こころリソースブック 2000–2001 年版. こころリソースブック出版会, 2001.
[15] インテグレーション研究会: 難聴児の理解と指導 II. インテグレーション研究会事務局, 1978.

編集責任者

代表 福田 登美子（元・広島県立保健福祉大学保健福祉学部コミュニケーション障害学科）

　　　高須賀 直人（元・自治医科大学附属病院リハビリテーションセンター）

　　　斉藤 佐和子（元・旭出学園教育研究所）

　　　山崎 美智子（元・東京都立府中病院リハビリテーション科）

アドバンスシリーズ／コミュニケーション障害の臨床 4
運動性構音障害

定価はカバーに表示

2002年2月10日　第1刷発行
2020年9月25日　第7刷発行

編　集　日本聴能言語士協会講習会実行委員会
発行者　中村 三夫
発行所　株式会社 協同医書出版社

〒113-0033 東京都文京区本郷 3-21-10
郵便振替口座 00160-1-148631
電話 03（3818）2361　FAX 03（3818）2368

印刷／横山印刷株式会社　製本／有限会社永瀬製本所
装丁　戸田ツトム＋岡孝治

ISBN4-7639-3024-9　　　　　　Ⓒ　Printed in Japan

JCOPY〈（社）出版者著作権管理機構 委託出版物〉

本書の無断複写は著作権法上での例外を除き禁じられています．複写される場合は，そのつど事前に，（社）出版者著作権管理機構（電話 03-5244-5088，FAX 03-5244-5089，e-mail: info@jcopy.or.jp）の許諾を得てください．

本書を無断で複製する行為（コピー，スキャン，デジタルデータ化など）は，「私的使用のための複製」など著作権法上の限られた例外を除き禁じられています．大学，病院，企業などにおいて，業務上使用する目的（診療，研究活動を含む）で上記の行為を行うことは，その使用範囲が内部的であっても，私的使用には該当せず，違法です．また私的使用に該当する場合であっても，代行業者等の第三者に依頼して上記の行為を行うことは違法となります．